# LEBENSMITTEL RATGEBER: LEBENSMITTEL MIT ALLEN DATEN SOWIE MAKRO UND MIKRONÄHRSTOFFEN

Bonus Listen von Lebensmittel zum Abnehmen helfen oder Zunehmen helfen Bonus 2 welche Lebensmittel Entzündungen lindern. Bonus 3 Ich möchte mich nach den Jahreszeiten richten, welche Lebensmittel ich wann Nutze

Du solltest beim Kauf unbedingt auf die Herkunft und die Verarbeitung der Lebensmittel achten. Das gilt für die im Ratgeber guten Lebensmittel und alle anderen auch. Am besten kaufst du die Lebensmittel auf dem örtlichen Markt oder Bauern. Produkte, die aus Deutschland stammen und das Bio - Zertifikat besitzen, sind auch sehr gut.

Je länger, intensiver und häufiger ein Lebensmittel bearbeitet wurde, desto größer ist die Wahrscheinlichkeit, dass wertvolle Nährstoffe verloren gegangen sind und die Lebensmittel somit unbrauchbar sind. Was bei dieser Bearbeitung übrig bleibt, ist oft eine leere Hülle ohne die wichtigen Inhaltsstoffe, die der Körper braucht. Natürlich haben solche Lebensmittel noch einen Geschmack und suggerieren dir ein gutes Gefühl. Allerdings kommt im Körper kaum etwas davon an. Nicht das erste Lebensmittel ist das Beste, da es ja ein Anfang und ein Ende brauchte. Alle haben gute Inhalte und Marco-, sowie Micronährstoffe für dich. Wenn du abnehmen willst, findest du am Ende eine Liste mit Lebensmitteln, die Fett abbauen.

Wenn du zu leicht bist, findest du auch eine Liste von Lebensmitteln, die den Muskeln Aufbau fördern. Die restlichen Lebensmittel im Ratgeber sind einfach gesund. Es gibt noch mehr tolle Lebensmittel, die ich hier nicht aufgelistet habe, für jeden ist etwas dabei.

Bitte beachte, dass die folgenden Lebensmittel am gesündesten für dich sind, wenn du sie unverarbeitet isst und nur gering erhitzt.

Beste Grüße

Peter Otto


Autor Peter Otto, Holunderweg 6, 26802 Moormerland 2024

Druck über

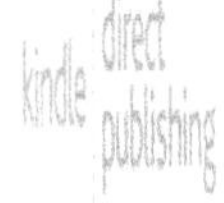

# INHALTSZVERZEICHNIS

Schwarzer Tee
Oolong-Tee
Weißer Tee
Lakritze
Stilles Wasser
Pu-Erh Tee
Heidelbeeren
Himbeeren
Äpfel
Zitrone
Avocado
Oliven
Erdbeere
Kiwi
Banane
Ananas
Oregano
Maulbeeren
Cranberry
Birnen
Litschi
Rinderleber
Rindfleisch
Hänchenbrustfilet
Schweinefleisch

Lamm
Wildschweine
Putenfleisch
Bisons
Hirsch
Forelle
Thunfische
Hering
Garnele
Krabbe
Muscheln
Austern
Makrelen
Kabeljau
Rosenkohl
Brokkoli
Paprika
Tomate
Spinat
Zwiebeln
Brombeeren
Sauerkraut
Rote Bete
Sellerie
Blumenkohl

Feldsalat
Möhren
Rucola
Spargel
Eisberg
Mangold
Endivie
Löwenzahn
Moringa
Reis
Brennnesseln
Zimt
Cayennepfeffer
Basilikum
Ingwer
Nelken
Kreuzkümmel
Kurkuma
Rosmarin
Oregano
Thymian
Salbei
Pfefferminze
Peperonie
Grapefruit

Leinsamen
Haferflocken
Kokosnuss
Kokosöl
Süßkartoffel
Joghurt
Olivenöl
Leinöl
Zucchini
Butter
Mozzarella
Hüttenkäse
Ziegenkäse
Bohnen
Linse
Erbse
Quinoa

# BONUS LEBENSMITTEL DIE FETTVERBRENNEN UND LEBENSMITTELZUM ZUNABNEHMEN

## BONUS ENTZÜNDUNGEN BEKÄMPFEN

## BONUS SAISONG KALENDER MAL ÁNDERS

# LACHS

**Allgemein**

Lachse sind Fische der Gattungen Salmo, Salmothymus und Oncorhynchus aus der
Familie der Lachsfische in der Ordnung der Lachsartigen. Sie sind sehr Protein und fettreich. Sie liefern jedoch keine Kohlenhydrate oder Ballaststoffe. Der Kaloriengehalt ist noch gerade als niedrig einzustufen. Lachse liefern hingegen viel Vitamin D. Auch der Vitamin A und Vitamin E Gehalt ist nennenswert. Hinzu kommt, dass sie viel Vitamin B enthalten. Lachse liefern viel Kalium. Aber auch die anderen Mineralstoffe sind   vorhanden.

**Besonderheiten**

Fettreicher Fisch ist reich an Omega 3 Fettsäure. Diese sind wichtig für unseren Körper, unserer Gehirnfunktion und stehen in Verbindung, das Risiko für viele Krankheiten zu
reduzieren. Weitere Studien verbinden mit dem regelmäßigen Verzehr von Fisch ein
geringeres Risiko für Herzattacken, Schlaganfälle und Herzkrankheiten. Probanden, die regelmäßig 1x pro Woche Fisch verzehren, reduzieren das Risiko für Herzkrankheiten   um 15 %. Fischfett, insbesondere Docosahexaensäure (kurz: DHA), ist wichtig für das Gehirn und die Augen.  Außerdem trägt der regelmäßige Verzehr von Fischen zu einer verbesserten kognitiven Leistung bei. Ebenfalls zeigt es positive Eigenschaften gegenüber Depression, bei bipolaren Störungen und bei Kindern gegenüber Asthma.

**Makronährstoffe**

Frischer Lachs liefert 131 Kalorien auf 100   Gramm:

•74,02 Gramm Wasser
•0,00 Gramm Ballaststoffe
•18,40 Gramm Protein
•0,00 Gramm Kohlenhydrate
•6,34 Gramm Fett
**Nennenswerte Mikronährstoffe**
**Vitamine**
•**Vitamin A**: 41 µg
•**Vitamin D**: 16 µg
•**Vitamin E**: 2232 µg
•**Vitamin B12**: 2 µg

**Mineralstoffe**
•**Zink**: 0,80 mg
•**Natrium**: 51,00 mg
•**Kalium**: 371,00 mg
•**Kalzium**: 13,00 mg
•**Eisen**: 1,00 mg

•**Magnesium**: 29,00 mg

# GRÜNKOHL

**Allgemein**

Grünkohl ist ein Gemüse, das zur Familie der Brassicaceae gehört.
Zu dieser Gattung gehören ebenso Brokkoli, Blumenkohl,
Rosenkohl und Rotkohl. Grünkohl weißt ein sehr hohes Wasser –
und Ballaststoffgehalt auf und sorgt für eine ausreichende
Sättigung.
Zudem kann es dabei helfen Körpergewicht zu reduzieren.

**Besonderheiten**

Er verfügt über einen hohen Gehalt an Antioxidantien, (Vitamin C,
Polyphenole und

verschiedene Flavonoide wie Quercetin und Kaempferol) und eignet sich gut, um den Körper vor freien Radikalen zu schützen. Flavonoide werden ebenfalls eine hohe anti- oxidative Aktivität, ein Schutz gegen Herzkrankheiten, entzündungshemmende Eigenschaften nachgesagt sowie als Präventionsmaßnahme gegen Krebs eingesetzt. Weiterhin hat Quercetin in einer Tierstudie, positive Effekte auf den Blutdruck gezeigt. Der in Grünkohl enthaltene sekundäre Pflanzenstoff Sulforaphan hat ferner eine schützende Eigenschaft gegen Krebs.

Grünkohl verliert während des Kochens eine Menge wichtiger Vitamine und   Mineralstoffe
und sollte deshalb vor dem Essen blanchiert oder roh gegessen werden. Beim kochen
**Makronährstoffe**
Im rohen Zustand 49 Kalorien auf 100 Gramm:
•84,84 Gramm Wasser
•3,60 Gramm Ballaststoffe
•4,28 Gramm Protein
•8,75 Gramm Kohlenhydrate; 2,26 Gramm Zucker
•0,93 Gramm Fett
**Nennenswerte Mikronährstoffe**
**Vitamine**
•**Vitamin C**: 120 mg
•**Vitamin A**, RAE: 500 µg (13)
•**Vitamin A**, IU: 9900 IU
•**Vitamin K**: 704,8 µg
•**Vitamin B2**: 0,13 mg


**Mineralstoffe**
•**Zink**: 0,56 mg
•**Sodium**: 38,00 mg
•**Kalzium**: 150,00 mg

Eine Tasse (67 Gramm) liefert

•**Vitamin A**: 206 % der empfohlenen Tagesmenge (RDA) Beta-Carotin

•**Vitamin K**: 684 % der empfohlenen Tagesmenge (RDA) (10)

•**Vitamin C**: 134 % der empfohlenen Tagesmenge (RDA)

# SPIRULINA

**Allgemein**

Spirulina ist eine Gattung der Cyanobakterien, welche früher auch als „Blaualge"
bezeichnet wurde und unter der Bezeichnung „Mikroalgen" als Nahrungsergänzungsmittel verkauft wird.

Spirulina liefert annehmbare bis hohe Mengen Kalorien. Es enthält vorwiegend Eiweiß, moderate Mengen an Kohlenhydraten und wenig Fett. Beachten sollte man, dass immer nur geringe Mengen verzehrt werden, sodass die Mengenangabe auf 100 Gramm wenig Aussagekraft besitzt. Es enthält die Vitamine C, A, K und hohe Mengen Vitamin B.

Hervorzuheben ist der hohe Gehalt an Vitamin B12.

Spirulina enthält viele Mineralstoffe. Nennenswert ist ferner der hohe Gehalt an Kalium, Natrium und Zink. Aber auch Magnesium, Kalzium und Eisen sind in hohen Mengen enthalten.

**Besonderheiten**

Spirulina enthält zudem Phykozyan. Phykozyan ist ein starkes Antioxidant und verleiht    ihr
seine blau grüne Farbe. Es hat weiterhin starke entzündungshemmende Eigenschaften.

In einer Untersuchung an Probanden mit Typ 2 Diabetes führten zwei Gramm   Spi-

Ebenfalls wirkt es positiv gegenüber Krebs. 4,5 Gramm Spirulina führten zu einer Verbesserung des Blutdrucks und der Blutzusammensetzung. In einer Studie an Sportlern verbesserte Spirulina die Muskelkraft der betroffenen Personen. Forscher verbinden mit Spirulina zudem Eigenschaften der Entgiftung. Es kann zum Beispiel helfen das Schwermetall Arsen aus dem Körper zu entfernen.

**Makronährstoffe**

100 Gramm getrocknetes Spirulina Pulver liefert 367   Kalorien:

•5,00 Gramm Wasser

•3,45 Gramm Ballaststoffe

•59,78 Gramm Protein

•20,21 Gramm Kohlenhydrate; 20,01 Gramm Zucker

•4,07 Gramm Fett

**Nennenswerte Mikronährstoffe**

**Vitamine**

•**Vitamin A**: 609 µg

•**Vitamin K**: 3034 µg

•**Vitamin B12**: 71 µg

•**Vitamin C**: 5,02 mg

**Mineralstoffe**

•**Zink**: 10,03 mg

•**Natrium**: 839,00 mg

•**Kalium**: 1092,00 mg

•**Kalzium**: 637,00 mg

•**Eisen**: 19,80 mg

•**Magnesium**: 910,00 mg

# KNOBLAUCH

**Allgemein**

Knoblauch gehört zur Gattung der Lauchpflanze. Er liefert auf 100 Gramm etwa 149 Kalo- rien. Er zählt mit ~33 Gramm Kohlenhydraten zu den Kohlenhydratlieferanten und enthält moderate Mengen an Eiweiß und nur geringfügig Fett. Knoblauch liefert hohe Mengen an Kalium und Selen. Zudem enthält er moderate Mengen an Zink und Eisen. Knoblauch liefert relativ hohe Mengen Vitamin C. Zudem enthält er annehmbare Mengen einiger B Vitamine sowie Vitamin E. Er enthält alles in allem jedoch eher weniger   Vitamine.

**Besonderheiten**

Knoblauch besitzt eine gewisse antioxidative Aktivität, die den
Körper vor freien Radikalen schützt. Weitere Ergebnisse sind z.T.
umstritten. Es gibt eine Studie, die positive
Ergebnisse bei einer Knoblauch Einnahme auf den
Cholesterinspiegel zeigt, während
andere Ergebnisse sich für keine signifikanten Änderungen
aussprachen. In einer
Metaanalyse sprach man Knoblauch positive Effekte bei der
Blutdrucksenkung im   Vergleich zum Placebo zu. In einer
Pilotstudie kam man zu dem Ergebnis, dass Knoblauch den
Blutdruck senken könne, fügte aber hinzu, dass mehr Studien nötig
seien, um diesen Effekt nachzuweisen. Erhöhung des $VO^2max$
Wertes.

**Makronährstoffe**

In rohem Zustand liefert der Knoblauch pro 100 Gramm:
- 149 Kalorien
- 6,36 Gramm Protein
- 33,06 Gramm Kohlenhydrate; 1,00 Gramm Zucker
- 0,50 Gramm Fett
- 58,58 Gramm Wasser
- 2,10 Gramm Ballaststoffe

**Nennenswerte Mikronährstoffe**
**Mineralstoffe**
- **Kalzium**: 181,00 mg
- **Magnesium**: 25,00 mg
- **Kalium**: 401,00 mg
- **Natrium**: 17,00 mg
- **Zink**: 1,16 mg
- **Eisen**: 1,70 mg

**Vitamine**
•**Vitamin C**: 31,20 mg
•**Vitamin B6**: 1,24 mg
•**Vitamin K**: 1,7 µg
•**Vitamin E**: 0,08 mg

•**Vitamin A**: 9 IE

# CHIA-SAMEN

**Allgemein**

Chia-Samen (Salvia hispanica. L., Lamiaceae) stammen aus Mexiko und zählen zur Familie der Lippenblütler. Der Samen wächst an einjährigen krautigen Pflanzen mit blauen Blüten, welche zur Gattung des Salbeis zählen.

Chia Samen gehören zu den kalorienreicheren Lebensmitteln. Sie sind kohlenhydratarm und liefern hohe Mengen an Fetten und Protein. Die Ballaststoffe bestehen vor allem aus wasserunlöslichen Ballaststoffen. Chia Samen enthalten überwiegend Linolsäure und Linolensäure. Da ist es sich beiden um pflanzliche Linol – und Linolensäure handelt, müssen beide erst im Körper zu EPA umgewandelt werden. Bei gesunden Menschen ist dieses aber durchaus gegeben. Gesättigte Fette und einfach ungesättigte Fette sind nur in geringen Mengen vorhanden.

Chia Samen liefern vor allem Vitamin E. Der Vitamin E Anteil ist höher als beispielsweise bei Leinsamen oder Kürbiskernen. Vitamin B1 und Vitamin B2 sind in moderaten Mengen enthalten.

Chia Samen liefern eine beachtliche Menge an Kalzium. Dieser ist höher als der bei der
gleichen Menge Milch. Der Kaliumgehalt ist ebenfalls sehr hoch. Das Natrium/Kalium – Masse.

Chia Samen enthalten zum einen Chlorogensäure. Bei dieser Säure handelt es sich um ein Antioxidant, der gem. Studien zu einem niedrigeren Blutdruck führt. Weiterhin enthalten Chia-Samen Kaffeesäure, die gegen Entzündungen im Körper helfen.  Quercetin, ein    sehr starkes Antioxidant, ist ebenfalls in ihnen enthalten. Dieses reduziert das Risiko von Herzkrankheiten, Osteoporose und einigen Formen von Krebs. In einer Tierstudie zeigte Quercetin zudem positive Effekte auf den Blutdruck. Ebenfalls enthalten Chia Samen Kaempferol, ebenfalls ein Antioxidant, welches das Krebsrisiko reduziert und das von anderen chronischen Erkrankungen.  Studien an Menschen und Tieren haben gezeigt, dass Chia Samen die Konzentrationen von ALA um bis zu 138% und von EPA um bis zu 39% erhöhen können. In Tierstudien reduzierten Chia Samen ebenfalls Insulinresistenz und führten zu einer Verbesserung der Blutzuckerkontrolle.  Eine Studie an Menschen zeigte ferner, dass ein mit Chia Samen hergestelltes Brot, im Vergleich  zum herkömmlichen Brot, einen nicht so hohen Blutzuckerspiegel aus- löst. Chia Samen und Chia Mehl zeigen auch unabhängig vom Brot, positive Effekte auf den Blutdruck.

**Makronährstoffe**
Im rohen Zustand liefern 100 Gramm Chia Samen 444  Kalorien:
•33,70 Gramm Ballaststoffe
•21,20 Gramm Protein

•4,90 Gramm Kohlenhydrate
•31,40 Gramm Fett

**Nennenswerte Mikronährstoffe**
**Vitamine**
•**Vitamin B1**: 89 µg
•**Vitamin B2**: 112 µg
•        **Eisen**: 6500 µg
•**Magnesium**: 290,00 mg
•**Kupfer**: 150 µg

•**Kalium**: 600,00 mg

# KARTOFFELN

**Allgemein**

Kartoffeln gehören wie auch Tomaten, Tabak oder Paprika zu der Familie der

Nachtschattengewächse. Sie sind mit knapp unter 18 Gramm Kohlenhydraten und 77 Kalorien noch als Lebensmittel mit geringem Kaloriengehalt einzustufen. Die Menge an Fett und Protein ist gering, der Wasseranteil jedoch hoch. Der Ballaststoffanteil ist mit 2 Gramm als eher gering einzustufen. Zu nennen ist ferner der relativ hohe Vitamin C Gehalt in Kartoffeln und das sie kein Vitamin D liefern. Die Kartoffel zeichnet sich vor allem durch den hohen Kaliumgehalt aus. Sie ist gleichzeitig natriumarm.

**Besonderheiten**

**Kategorisierung**

Die Unterscheidungskriterien hinsichtlich des Verwendungszwecks: Kartoffeln können Kocheigenschaften gem. der Klassifizierung von A bis D aufweisen.

A und A-B – Diese Kartoffeln sind länglich oder länglich/oval, schmecken mild und haben eine feste feinkörnige Konsistenz. Sie werden vorwiegend für Kartoffelsalat, Gratin und Bratkartoffeln verwendet.
eine trockene Konsistent und sind hinsichtlich der Form eher uneinheitlich. Sie werden hauptsächlich für Eintöpfe und Kartoffelpüree verwendet.

Kartoffeln, die unter die C-D und D Kategorien fallen sind stark mehlig und sehr locker. Sie werden nicht als „herkömmliche" Kartoffel verwendet.

**Andere Bestandteile**

Kartoffeln sind reich an Antioxidantien, die ihrerseits einen großen Beitrag zur
Aufrechterhaltung der Gesundheit leisten. Antioxidantien reduzieren das Risiko für Krebs und Herz-Kreislauf – Erkrankungen.

Kartoffeln enthalten größere Mengen bestimmter Alkaloide. Besonders interessant ist das $\alpha$-Solanin. In der Kartoffelschale beträgt der Gehalt etwa 3 – 7 mg pro 100 Gramm, in der eigentlichen Knolle befinden sich wesentlich weniger Solanin. Geringe Mengen des
Solanins zeigten in einer Studie positive Effekte gegen Bauchspeichelkrebs bzw.
Prostatakrebs. Höhere Mengen des Solanins verursachen jedoch Vergiftungserscheinungen. Dies tritt ab 200 mg auf. Dies entspricht einer Menge von weit über 2,8 kg rohen Kartoffeln. Der Solaningehalt verringert sich im Laufe der Lagerung und bei der Zubereitung.  Ist bei grünen Kartoffeln sehr hoch.

Der Nährstoffgehalt verändert sich je nach Zubereitung der Kartoffel.

Der GI (=Glykämische Index) und die glykämische Last (GL) verändert sich bei Kartoffeln je nach Zubereitung. Der GI liegt bei gebackenen Kartoffeln bei 83, während er bei

Kartoffelbrei nur noch bei 73 liegt. Die glykämische Last beträgt bei gebackenen Kartoffeln 9 pro 60 Gramm, bei Kartoffelbrei 8 pro 15 Gramm.

Der menschliche Körper kann rohe Kartoffeln schlecht verarbeiten, da sich die Verdau-
ungsenzyme schwer damit tun, nicht mit Hitze behandelte Stärke aufzunehmen. Derartige
gespalten werden.
Das Abkühlen danach, erhöht den Anteil der retrogradierten Stärke im Amylopektin Anteil. Dies verlangsamt die Verdauungstätigkeit und senkt den GI wieder   ab.

**Makronährstoffe**

Im rohen Zustand liefern 100 Gramm Kartoffeln 77   kcal:
•2,05 Gramm Protein
•17,49 Gramm Kohlenhydrate; 0,82 Gramm Zucker
•2,10 Gramm Ballaststoffe
•0,09 Gramm Fett

**Nennenswerte Mikronährstoffe**
**Vitamine**
•**Vitamin C**: 19,70 mg
•**Vitamin K**: 2 µg

Mineralstoffe
•**Kalzium**: 12,00 mg
•**Kalium**: 425,00 mg
•**Natrium**: 6,00 mg

•**Magnesium**: 23,00 mg

# SARDINE

**Allgemein**

Die Sardine ist die einzige Art der Gattung Sardine in der Familie der Heringe. Sardinen, eingelegt in Öl, sind sehr Protein- und fettreich. Sie liefern keine Kohlenhydrate oder Ba laststoffe. Die Nährstoffdichte ist zudem gering.

Sardinen liefern Vitamin D, Vitamin A und viel Vitamin E und weiterhin viele Teile der B Vitamine und geringe Mengen an Vitamin C. Sardinen verfügen zudem über sehr hohe Mengen an Natrium. Auch die anderen Mineralstoffe wie Kalium, Eisen und Zink sind in hohen Mengen enthalten.

**Besonderheiten**

Fettreicher Fisch ist reich an Omega 3 Fettsäure. Diese sind wichtig für unseren Körper, unserer Gehirnfunktion und stehen in Verbindung, dass Risiko für viele Krankheiten zu reduzieren. Weitere Studien verbinden mit dem regelmäßigen Verzehr von Fisch ein geringeres Risiko für Herzattacken, Schlaganfälle und Herzkrankheiten. Probanden, die 1x pro Woche Fisch verzehren, reduzieren das Risiko für Herzkrankheiten um 15%.

Fischfett, insbesondere Docosahexaensäure (kurz: DHA), ist wichtig für das Gehirn und die Augen. Außerdem trägt der regelmäßige Verzehr von Fischen zu einer verbesserten kognitiven Leistung bei. Ebenfalls zeigt es positive Eigenschaften gegen-

**Eingelegt in Öl liefern 100 Gramm 266 Kalorien:**

- 58,43 Gramm Wasser
- 0,00 Gramm Ballaststoffe
- 15,22 Gramm Protein
- 0,00 Gramm Kohlenhydrate
- 23,13 Gramm Fett

**Nennenswerte Mikronährstoffe**
**Vitamine**

- **Vitamin C**: 0,22 mg
- **Vitamin A**: 12 µg
- **Vitamin K**: 5 µg
- **Vitamin D**: 6 µg
- **Vitamin E**: 12654,00 mg


**Mineralstoffe**
- **Zink**: 2,27 mg
- **Natrium**: 840,00 mg
- **Kalium**: 330,00 mg
- **Eisen**: 1,89 mg
- **Magnesium**: 21,00 mg

# HÜHNEREI

**Allgemein**

Als tierischer Proteinträger wurde das Hühnerei zum
Referenzlebensmittel für die
Bestimmung der biologischen Wertigkeit von Proteinverbindungen
ernannt und trägt
seitdem den festen Ausgangswert von 100. Nur wenige Lebensmittel
wie z.B. Molkenproteine schaffen es einen höheren Wert (104 –
110) zu erzielen. Darum kann man mit Fug und Recht behaupten,
dass sich die Aminosäurekonstellation im Hühnerei hervorragend
zum Aufbau von Körperproteinen eignet. Hinsichtlich der
Verwertbarkeit von Protein aus Hühnerei gibt es zu sagen, dass beim

rohen Verzehr ein Verdauungskoeffizient von 80% angegeben wird,
der sich mit aufkochen auf 86% anhebt. Wer rohes Eiklar aufschlägt
sorgt damit ebenfalls für eine Anhebung der Verwertbarkeit auf
ebenfalls   86%.

Das Hühnerei versteht sich ansonsten als beinahe kohlenhydratfreier
(0,7 g pro 100g)
Lieferant von Protein (12,8 g pro 100g) und Fettsäuren (11,3 g pro
100g), mit einem Wasseranteil von ca. 74 %. Es zeichnet sich
zudem durch einen hohen Gehalt an Vitaminen und Mineralstoffen,
allen voran tierischem (und darum hoch bioverfügbares) Vitamin
B12, so- wie Eisen und Zink aus.

Die Art des Verzehrs verändert die Verfügbarkeit des Biotinanteils
in Hühnereiern. Nur
wer diese gekocht verzehrt kann davon profitieren. Man möchte
nicht glauben wie   wichtig

Die Kennzeichnung „1" im Produktionscode des Hühnereis gibt
Aufschluss über die
Haltungsform, in diesem Falle Freilandhaltung. Letztlich hält die
Angst vor zu vielen Eiern aufgrund hoher Mengen an Cholesterin
nach wie vor an und JA, Hühnereier liefern

Cholesterin, durchschnittlich 423mg pro 100g, der sich aber auch
hier um etwa 1/3 reduziert, wenn man Eier aus Freilandhaltung
verwendet. Selbst wenn es die 423mg pro 100g wären sollte sich
aber kein Sportler der Welt darüber größere Sorgen machen, der
große Cholesterin-Mythos um das Hühnerei gilt spätestens seid
Ruxton et al als widerlegt.

# DUNKLE SCHOKOLADE

# ALLGEMEIN

Dunkle Schokolade ist Schokolade mit einem hohen Kakaoanteil. Andere Bezeichnungen für diese Art der Schokolade sind Herrenschokolade, Bitterschokolade, Edelbitterschoko- lade, Zartbitterschokolade oder schwarze Schokolade.

Bitterschokolade liefert sehr viele Kalorien. Der Nährstoffdichte ist sehr hoch. Sie enthält vor allem Kohlenhydrate, aber auch Protein und Fett. Der Ballaststoffanteil ist sehr hoch. Der Wassergehalt sehr gering.
Sie liefert viele der B Vitamine und Vitamin E. Es sind geringe Mengen Vitamin A und Vitamin K enthalten und liefert sehr viel Kalium, bei gleichzeitig geringer Menge  Natrium.
Auch enthält sie Magnesium, Zink und Eisen.

**Besonderheiten**
Dunkle Schokolade zeigt antioxidatives Potential. Dieses eignet sich gut um den Körper von freien Radikalen zu schützen. Weiterhin scheint sie positive Effekte auf den Blut- druck zu haben. In einer weiteren Untersuchung erhöht sie das Aufkommen an HDL – Cholesterin, bei gleichzeitiger Abnahme des LDL – Cholesterins. Ebenfalls reduziert dunkle Schokolade die Oxidation des LDL – Cholesterins.  Probanden, die Riegel

**Makronährstoffe**
100 Gramm Bitterschokolade liefert 394 Kalorien:
•2,89 Gramm Wasser
•18,00 Gramm Ballaststoffe
•10,89 Gramm Protein
•45,88 Gramm Kohlenhydrate; 44,69 Gramm Zucker

•18,45 Gramm Fett


**Nennenswerte Mikronährstoffe**
**Vitamine**

•**Vitamin A**: 4 µg
•**Vitamin K**: 1 µg
•**Vitamin E**: 427 µg
•**Vitamin B1**: 72 µg
•**Vitamin B2**: 220 µg
•**Vitamin B3**: 1485 µg
•**Vitamin B5**: 605 µg

**Mineralstoffe**
•**Zink**: 3,16 mg
•**Natrium**: 9,00 mg
•**Kalium**: 1057,00 mg
•**Kalzium**: 63,00 mg
•**Eisen**: 6,99 mg

•**Magnesium**: 228,00 mg

# MANDELN

**Allgemein**

Mandeln wachsen auf Bäumen und gehören zur Familie der
Rosengewächse. Sie zählen zu den Steinfrüchten und sind eher mit
Pflaumen und Kirschen als beispielsweise Haselnüssen verwandt.
Mandeln zählen zu den hochkalorischen Lebensmitteln. In ihnen
versteckt sich ein

geringer Anteil an Protein, ein geringer Anteil an Kohlenhydraten,
ein hoher Fettanteil sowie ein geringer Anteil an Ballaststoffe. Die
wenigen Kohlenhydrate setzen sich ausschließlich aus Saccharose,
einem Disaccharid, zusammen. Mandeln liefern zudem einen hohen
Anteil an Vitamin B3, Vitamin C und Vitamin E. Sie enthalten auch
hohe Mengen an Kalium, bei gleichzeitig geringen Mengen an
Natrium. Sie haben einen hohen Phosphor Gehalt und liefern gute
Mengen Eisen, Zink und Kupfer.

**Besonderheiten**

Sie unterstützen die Gewichtsabnahme, fördern die Herzgesundheit
und helfen gegen Typ 2 Diabetes. Zudem verbessern sie die
Gesundheit der Verdauung. Auch eine bessere Kontrolle des
Blutzuckers bei Menschen mit Diabetes Typ 2 konnte verzeichnet
werden. Ebenso reduzierten Mandeln die Entzündungen und
oxidativen Stress hervorgerufen durch Diabetes Typ 2.  In einer
Studie, welche über 24 Wochen ging, nahmen  Über-

Allergien gegen Mandeln können eine Spanne von milden
Reaktionen (laufende Nase, Hautausschlag, Atemprobleme) bis hin
zu lebensbedrohlichen Reaktionen auslösen.     [
Es gibt zwei Arten von Mandeln, die süße essbare Mandel und die
bittere, ungenießbare Mandel. Mandeln sind reich an Oxalaten. Sie
enthalten Phytinsäure, die die Aufnahme von Eisen, Zink und
Kalzium mindern können. Dies passiert aber nur bei gleichzeitiger
Aufnahme in einer Mahlzeit.

**Makronährstoffe**
Im rohen Zustand 569 Kalorien auf 100 Gramm:
•5,60 Gramm Wasser
•15,20 Gramm Ballaststoffe
•18,72 Gramm Protein
•3,70 Gramm Kohlenhydrate
•54,10 Gramm Fett


**Nennenswerte Mikronährstoffe**
**Vitamine**
•**Vitamin C**: 800 µg
•**Vitamin A**: 20 µg
•**Vitamin E**: 4180 µg
•**Vitamin B1**: 220 µg
•**Vitamin B2**: 620 µg
•**Vitamin B3**: 4180 µg
•**Vitamin B5**: 580 µg
•**Vitamin B7**: 10 µg
•**Vitamin B9**: 46 µg
•**Phosphor**: 455,00 mg
•**Kupfer**: 850 µg

•**Magnesium**: 220,00 mg

# PISTAZIE

**Allgemein**

Die Pistazie ist eine Steinfrucht und zählt zu den Pistazien-Arten. Der Pistazienbaum ist eine Pflanzenart, innerhalb der Familie der Sumach Gewächse.

Pistazien zählen zu den hochkalorischen Lebensmitteln. In ihnen versteckt sich ein

geringer Anteil an Protein und Kohlenhydraten, ein hoher Fettanteil sowie ein hoher Anteil an Ballaststoffe. Letzterer kann für ausreichend Sättigung sorgen. Pistazien liefern viel Vitamin E. Nennenswert ist auch der Gehalt an Vitamin A und Vitamin C. Sie enthalten zu- dem hohe Mengen an Kalium bei gleichzeitig geringen Mengen an Natrium. Das Natrium/ Kalium – Verhältnis liegt eindeutig auf Seiten des Kaliums. Nennenswert ist auch der Ge- halt der anderen Mineralstoffe wie Eisen, Magnesium, Kalzium und Zink.

**Besonderheiten**

Pistazien zeigen in einer Analyse antioxidative Eigenschaften und Phytochemikalien. Dieses eignet sich gut um den Körper vor freien Radikalen zu schützen. Die grüne Farbe der Pistazienkerne ist einzigartig. Der Grund für diese Farbe ist der Gehalt an Anthocyane und Lutein. Studien zeigten, dass Pistazien positive Effekte für die Herzgesundheit haben. Weiterhin zeigen Untersuchungen ihren Einfluss auf den Cholesterinspiegel.

Pistazien haben in kontrollierten Portionen positive Effekte auf die Triglyceride der Oxidation des LDL – Cholesterin. In einer Studie bei Probanden mit Diabetes, führten Pistazien zu einer Verbesserung des Blutdrucks und der   Blutzuckerkontrolle.

Der Gehalt an Phytinsäure ist nennenswert, aber nicht so hoch wie zum Beispiel in
Mandeln oder Walnüssen.

**Makronährstoffe**

Im rohen Zustand 560 Kalorien auf 100 Gramm:

•4,37 Gramm Wasser
•10,60 Gramm Ballaststoffe
•20,16 Gramm Protein
•27,17 Gramm Kohlenhydrate
•7,66 Gramm Zucker
•45,17 Gramm Fett

**Nennenswerte Mikronährstoffe**
**Vitamine**
•**Vitamin C**: 5,60 mg
•**Vitamin A**: RAE: 26 µg
•**Vitamin A**: IU: 516 IU
•**Vitamin E**: 2,86 mg
•**Vitamin B6**: 1,70 mg

**Mineralstoffe**
•**Zink**: 2,20 mg

•**Sodium**: 1,00 mg
•**Kalzium**: 105,00 mg
•**Kalium**: 1025,00 mg
•**Eisen**: 3,92 mg

•**Magnesium**: 121,00 mg

# ERDNÜSSE

**Allgemein**

Die Erdnuss ist eine Pflanzenart der Unterfamilie der Schmetterlingsblütler. Dieser gehört zur Familie der Hülsenfrüchtler. Die Frucht der Erdnuss ist botanisch gesehen also eine Hülsenfrucht.

Erdnüsse gehören zu den hochkalorischen Lebensmitteln. Sie liefern eine hohe Menge an Fett und annehmbare Mengen an Protein und Kohlenhydraten. Der Ballaststoffanteil ist sehr hoch. Dieser hohe Anteil an Ballaststoffen kann eine Sättigung hervorrufen.

Erdnüsse liefern jedoch vor allem Vitamin E und Folsäure. Sie haben einen sehr hohen Kalium Gehalt und beinhalten auch viel Magnesium, Eisen und Zink. Der Natriumanteil ist mit 18mg sehr gering. Das Natrium/Kalium-Verhältnis ist sehr auf Seiten des Kaliums.

**Besonderheiten**

Erdnüsse haben einen vergleichbaren Antioxidantien Gehalt wie manche Früchte.

Der höchste Gehalt findet sich in der Haut der Erdnuss, die nur selten gegessen   wird.

Es empfiehlt sich somit, Erdnüsse mit der Haut zu essen. Erdnüsse enthalten vor allem p- Cumarsäure, ein Polyphenol mit hoher antioxidativer Aktivität, Resveratrol, ebenfalls ein starkes Antioxidant und Isoflavone. Resveratrol kann zu einer Verringerung kardiovaskulärer Krankheiten und Krebs führen. Reserveratrol findet sich ebenfalls in hoher Menge in Wein.

Weiterhin enthalten Erdnüsse Phytinsäure, welches die Aufnahme von Zink und Eisen erschwert. Der Gehalt an Phytinsäure liegt zwischen 0,2 % und 4,5 %. Eine Studie zeigt, dass die Einnahme von Erdnüssen helfen kann den Gesundheitsstatus zu verbessern und das Risiko für Übergewicht zu reduzieren. In einer Studie an Frauen mit einer low fat Ernährung verloren die Frauen, die als Zusatz Erdnüsse bekamen, 3 kg inner- halb von sechs Monaten. Eine weitere Untersuchung fand heraus, dass mit dem Zusatz von 89 Gramm Erdnüssen, 500 Kalorien, keine Gewichtszunahme zu erkennen   war.

Eine positive Eigenschaft der Erdnuss ist der hohe Ballaststoffgehalt, der zu einer guten Sättigung führt und so möglicherweise die Aufnahme anderer Lebensmittel reduzieren

**Makronährstoffe**
In 100 Gramm rohem gemitteltem Zustand aller   Arten:
•567 Kalorien
•6,50 Gramm Wasser
•8,50 Gramm Ballaststoffe
•25,80 Gramm Protein
•16,13 Gramm Kohlenhydrate; 4,72 Gramm Zucker
•49,24 Gramm Fett

**Nennenswerte Mikronährstoffe**
**Vitamine**
•**Vitamin C**: 0,00 mg
•**Vitamin E**: 8,33 mg
•**Vitamin B6**: 0,348 mg
•**Folsäure**: 240 µg

•**Zink**: 3,27 mg

# PARANÜSSE

**Allgemein**

Paranüsse sind die Samen des Paranussbaums. Dieser gehört zu den Topffruchtbaumgewächsen.

Paranüsse haben einen hohen Kaloriengehalt und eine hohe Nährstoffdichte. Sie liefern sehr viel Fett, wenig Kohlenhydrate und ausreichend viel Eiweiß. Der Ballaststoffgehalt ist sehr hoch und kann für ausreichend Sättigung sorgen. Die Fette teilen sich gleichmäßig auf gesättigt, ungesättigt und mehrfach ungesättigt auf. Paranüsse liefern viel Vitamin E. Zudem enthalten Sie alle nur möglichen B Vitamine. Sie liefern ferner einen hohen Anteil an Kalium, bei gleichzeitig wenig Natrium. Das Kalium/ Natrium-

Verhältnis liegt sehr auf Seiten des Kaliums. Auch andere Mineralstoffe wie Zink, Magnesium, Eisen oder Kalzium sind nennenswert.

**Besonderheiten**

Paranüsse zeigen antioxidative Aktivität. Dies wird durch einen hohen Gehalt  an
Phenolen und Flavonoiden hervorgerufen. Zu nennen sind die Gallussäure, Catechin,
Vanillinsäure, Ellagsäure und Quercetin. Die antioxidativen Eigenschaften und Phenole sind vor allem in der Haut der Paranüsse.  Es empfiehlt sich, die Paranüsse deswegen mit Haut Bedarf an Selen zu decken. In einer Studie konnte mit 5 Gramm Paranüssen täglich über drei Monate signifikante Veränderungen des Selens im Blut festgestellt werden. Dies steigerte die Konzentration von Glutathion. Glutathion ist ein starkes Antioxidant und kann möglicherweise Verbesserungen der Haut hervorrufen. Ebenfalls kann der hohe Zink Gehalt der Paranüsse gegen Akne helfen. Weiterhin werden Paranüssen positive Eigenschaften im Hinblick auf die Vorbeugung von Krebs und Arteriosklerose zugesprochen. Sie sind ferner reich an Phytinsäure, welches die Aufnahme von Eisen und Zink erschweren kann.

**Makronährstoffe**

100 Gramm rohe Paranüsse weist 660 Kalorien   auf:
- 4,31 Gramm Wasser
- 8,1 Gramm Ballaststoffe
- 13,59 Gramm Protein
- 3,55 Gramm Kohlenhydrate; 1,42 Gramm Zucker
- 66,80 Gramm Fett


**Nennenswerte Mikronährstoffe**
**Vitamine**
- **Vitamin C**: 0,70 mg
- **Vitamin E**: 7600 µg
- **Vitamin B1**: 1000 µg

•**Vitamin B2**: 35 µg
•**Vitamin B3**: 200 µg
•**Vitamin B5**: 230 µg
•**Vitamin B7**: 6 µg
•**Vitamin B9**: 16 µg

•**Eisen**: 3,40 mg

# WALNÜSSE

**Allgemein**

Walnüsse gehören der Pflanzengattung der Walnussgewächse an.
Sie haben eine hohe
Kaloriendichte und liefern vor allem Fett. Das Protein – und
Kohlenhydratanteil ist angemessen vertreten. Die Kohlenhydrate
setzen sich aus Stärke und Disaccharide   zusammen.
Deshalb ist der Insulinausstoß nach dem Verzehr von Walnüssen
sehr gering. Der Ballast- Stoff Anteil besteht zur Hälfte aus
wasserunlöslichen Ballaststoffen und zur anderen Hälfte aus
wasserlöslichen Ballaststoffen. Die Fette sind größtenteils mehrfach
ungesättigte Fette. Gesättigte und einfach ungesättigte sind mit ca. 6
Gramm und ca. 10 Gramm deutlich
geringer. Walnüsse liefern außerdem hohe Mengen der B-Vitamine
B1, B2, B3, B6, an

Folsäure und an Vitamin E.

Bei den Mineralstoffen liefert die Walnuss signifikante Mengen an Kalzium. Magnesium, Kalium und Phosphor sowie Eisen und Zink. Das Natrium/Kalium-Verhältnis ist in Walnüssen sehr aufseiten des Kaliums.

**Besonderheiten**

Der Verzehr von Walnüssen zeigte kann das Risiko von Herzkrankheiten senken, indem es zu einer Reduzierung des LDL – Cholesterin beiträgt. Weiterhin reduziert es Entzündungen und verbessert die Fließeigenschaft des Blutes und reduziert das   Risi- Die Walnuss verbessert zudem bei älteren Menschen das Erinnerungsvermögen. In einer Tierstudie führte sie auch zu den Verbesserungen selbst im Alzheimer Stadium. Walnüsse gehören zudem zu den Lebensmitteln, mit den meisten allergischen Reaktionen. Auch deshalb ist der Verzehr von Walnüssen, trotz der vielen positiven Eigenschaften, nicht jedem gestattet.  Weiterhin enthält die Walnuss einen hohen Gehalt an Phytinsäure, die die Aufnahme von Mineralien wie beispielsweise Zink oder Eisen beeinträchtigt.

**Makronährstoffe**

Im rohen Zustand liefern 100 Gramm Walnüsse 654   Kalorien
- 6,14 Gramm Ballaststoffe
- 14,40 Gramm Protein
- 10,60 Gramm Kohlenhydrate
- 62,50 Gramm Fett


**Nennenswerte Mikronährstoffe**
**Vitamine**
- **Vitamin A**: 8 µg
- **Vitamin B1**: 340 µg
- **Vitamin B2**: 120 µg
- **Vitamin B3**: 1000 µg
- **Vitamin B5**: 820 µg
- **Vitamin B6**: 870 µg

•**Vitamin B7**: 19 µg
•**Vitamin B9**: 54 µg
•**Vitamin B12**: 0 µg
•**Vitamin E**: 1000 µg
•**Vitamin C**: 2600 µg
•**Magnesium**: 130,00 mg
•**Kupfer**: 880 µg

•**Kalium**: 544,00 mg

# CASHEWKERNE

**Allgemein**

Cashewkerne wachsen am Cashewbaum. Dieser gehört zur Familie der Sumachgewächse.- Der Cashew – Kern ist ein sehr kalorienhaltiges Lebensmittel, was eine hohe Energiedichte liefert. Er hat ausreichend Protein, Kohlenhydrate und Fett. Der Wasseranteil ist   gering.

Der Cashew-Kern liefert zudem Kohlenhydrate wie keine andere Nuss! In der Literatur finden sich Angaben von 22,1 – 31g pro 100g. Zum Vergleich: Rang zwei belegt die Pistazie mit etwa 12g pro 100g, also mit einem Wert, der weit unter der Hälfte des Cashew-Kerns liegt! Der größte Kohlenhyratbestandteil setzt sich aus Disacchariden, genauer gesagt aus Rübenzucker (Saccharose), zusammen. Trotz dieses relativ hohen Anteils fällt sowohl die Bewertung des glykämischen Index (GI  von 25)als auch die bessere Bewertung der glykämischen Last (GL von 3) beim Cashew-Kern niedrig aus. Das bedeutet, dass sein Verzehr keine starken Blutzuckerspitzen verursachen wird und das trotz der hohen Kaloriendichte pro gewöhnliche Portion

(Bewertungskriterium der glykämischen Last).

Mit 42 g (bis 47g) Fett pro 100 g zählt der Cashew-Kern zu den Nussarten mit dem

geringsten Fettanteil und belegt hier sogar, nach der Erdnuss mit 48 g pro 100 g, das Schlusslicht. Der Großteil aller Fettsäuren besteht aus einfach ungesättigten Vertretern Fettsäuren ausgleichen.

In der Tat zeigt sich beim Cashew-Kern ein eher schlechtes Verhältnis von Omega-3 zu Omega-6 mit 1:16, weshalb man froh sein kann, dass der Gesamtanteil dieser mehrfach ungesättigten Fettsäuren eher gering ausfällt. Für alle, die sich vor Cholesterin fürchten oder es aus diversen Gründen meiden müssen, sei erwähnt, dass der Cholesterinanteil in Cashew-Kernen gleich 0 ist.

Cashews haben einen gewissen Anteil an Vitamin K und Vitamin E. Vitamin C ist nur in sehr geringen Mengen enthalten.

Aufseiten der Mineralstoffe fällt bei Nüssen generell ein hoher Kaliumanteil (300 mg bis über 1000 mg pro 100g) auf. Gleichzeitig lässt sich ein niedriger Natriumgehalt

konstatieren. Der Natriumanteil des Cashew-Kerns fällt hier mit 14 mg pro 100 g noch am höchsten aus. Geringe Mengen Kalzium, geringe Mengen Zink, Phosphor und Eisen sind wieder weniger spektakulär. Punkten kann der Cashew-Kern in Sachen Mineralstoffe noch durch ei nen verhältnismäßig hohen Anteil an Kupfer, Fluor und Magnesium. Mit 270 mg pro 100 g ist er hier zumindest bei Magnesium allen anderen Nuss-Sorten unseres Vergleichs über- legen.

**Besonderheiten**

Cashews zeigen antioxidative Eigenschaften. Nennenswert ist auch der hohe Gehalt an Tryptophan in Cashew – Kernen. Dieser ist mehr als doppelt so hoch wie in Mandeln oder Walnüssen. Anders als Serotonin selbst, schafft Tryptophan den Übertritt von Blut ins Gehirn über die Blut-Hirn-Schranke und kann so für ansteigende Serotoninspiegel   sorgen.

Serotonin gilt allgemein als „Wohlfühl-Hormon" und ist in seiner Eigenschaft als Neuro- Transmitter mitunter die Ausgangssubstanz für die Bildung des Schlafhormons Melatonin. Serotoninmangel gilt als häufiger Auslöser für depressive Verstimmungen. Positive Effekte gleichbedeutend mit einer verbesserten Insulinsensibilität. Forscher vermuten speziell im Cashew – Kern Inhaltstoffe mit diabetes-hemmenden Eigenschaften. Es gibt durchaus Menschen mit einer Cashew – Allergie.

## Makronährstoffe
Im rohen Zustand liefern 100 Gramm Cashews 553   Kalorien:
•3,30 Gramm Ballaststoffe
•18,22 Gramm Protein
•30,19 Gramm Kohlenhydrate; 5,91 Gramm Zucker
•43,85 Gramm Fett
•5,20 Gramm Wasser

## Nennenswerte Mikronährstoffe
## Vitamine
•**Vitamin B6**: 0,40 mg
•**Vitamin E**: 0,90 mg
•**Vitamin C**: 0,50 mg
•**Vitamin K**: 34,1 µg

## Mineralstoffe
•**Zink**: 5,78 mg
•**Sodium**: 12,00 mg
•**Kalzium**: 37,00 mg
•**Eisen**: 6,68 mg
•**Magnesium**: 292,00 mg

•**Kalium**: 660,00 mg

# MACADAMIA

**Allgemein**

Die Macadamia ist eine Pflanzengattung, welche der Gattung der Silberbaumgewächse an- gehört.

Die Macadamia ist ein kalorienreiches Lebensmittel mit einer hohen Nährstoffdichte. Sie liefert von allen Nusssorten die meisten Kalorien. Der Fettgehalt bei ihr beträgt ca. 76 Gramm. Das Protein – und Kohlenhydratanteil ist vergleichsweise niedrig. Sie zeichnet sich weiterhin durch einen hohen Ballaststoffgehalt aus, der für ausreichend Sättigung sorgen kann. Die Macadamianuss hat einen nennenswerten Vitamin E  Gehalt.

Die Macadamianuss hat einen hohen Gehalt an Kalium, bei einem gleichzeitig niedrigen Natriumgehalt. Das Natrium/Kalium – Verhältnis liegt eindeutig aufseiten des Kaliums. Nennenswert ist auch der Gehalt an Zink, Magnesium und Eisen.

**Besonderheiten**

Sie enthält Antioxidantien und Phenole. Der Gehalt von diesen beiden Inhaltsstoffen ist aber im Vergleich zu anderen Nusssorten eher gering. Antioxidantien eignen sich gut um den Körper vor freien Radikalen zu schützen.

Cholesterin, bei gleichzeitiger Abnahme des LDL – Cholesterins. Dies trägt zu einer Verbesserung der Herzgesundheit bei. In einer weiteren Studie verringerten sich die oxidativen Schäden und die Entzündungen mit dem Verzehr von Macadamia Nüssen. Dies kann präventiv gegen koronare Herzkrankheiten sein und dabei helfen die Gesundheit auf- recht zu erhalten. Der Gehalt an Phytinsäure ist nennenswert, aber nicht so hoch wie zum Beispiel in Mandeln oder Walnüssen.

**Makronährstoffe**

Im rohen Zustand 718 Kalorien auf 100 Gramm:
•1,36 Gramm Wasser
•8,60 Gramm Ballaststoffe
•7,91 Gramm Protein
•13,82 Gramm Kohlenhydrate; 4,57 Gramm Zucker
•75,77 Gramm Fett

**Nennenswerte Mikronährstoffe**
**Vitamine**
•**Vitamin C**: 1,20 mg
•**Vitamin B6**: 0,275 mg
•**Vitamin E**: 0,54 mg
Mineralstoffe
•**Zink**: 1,30 mg
•**Sodium**: 5,00 mg
•**Kalzium**: 85,00 mg
•**Eisen**: 3,69 mg
•**Magnesium**: 130,00 mg

•**Kalium**: 368,00 mg

# HASELNUSS

**Allgemein**

Die Haselnuss ist eine essbare Frucht des Haselnussstrauchs
(gemeine Hasel). Der
Haselnussstrauch ist eine Pflanzenart aus der Familie der
Birkengewächse.
Haselnüsse sind sehr kalorienreiche Lebensmittel, mit einer hohen
Nährstoffdichte. Sie liefern viel Fett, einen geringen Anteil an
Eiweiß und wenig Kohlenhydrate. Die
Kohlenhydrate setzen sich aus Disacchariden zusammen. Ihr
Fettanteil besteht hauptsächlich aus einfach ungesättigten
Fettsäuren. Der hohe Ballaststoffanteil sorgt für eine ausreichende
Sättigung. Haselnüsse liefern vor allem Vitamin E. Auch die B
Vitamine sind in Haselnüssen vorhanden. Haselnüsse enthalten hohe
Mengen an Kalium bei gleichzeitig geringen Mengen an Natrium.
Das Natrium/Kalium – Verhältnis liegt eindeutig aufseiten des Kali-

ums. Nennenswert ist auch der Gehalt der anderen Mineralstoffe wie Eisen, Magnesium, Kalzium, Zink und Kupfer.

**Besonderheiten**

Haselnüsse haben einen gewissen Anteil an Phenolen und Antioxidantien. Insbesondere sind hier die Phenolsäuren Gallussäure, Kaffeesäure, p – Cumarsäure, Ferulasäure und Sinapinsäure zu nennen. Gallussäure ist anteilsmäßig am häufigsten vertreten. Sie zeigen antioxidative Aktivität mit der Möglichkeit den Körper vor freien Radikalen zu schützen. Jedenfalls profitiert das Herz von Ballaststoffen. In einer Studie zeigte der Verzehr von Haselnüssen (40g/Tag) in einer Diät bei Männern mit schlechten Cholesterin Werten, eindeutige Verbesserungen der Cholesterin Werte. Das HDL – Cholesterin stieg an, das LDL – Cholesterin und die Triglyceride sanken. Der Untersuchungszeitraum betrug 8 Wochen. In einer weiteren Studie zeigte die tägliche Einnahme von Haselnüssen (1g/kg) eine Minderung der Oxidation des LDL – Cholesterin und niedrigere LDL – Cholesterin Werte.   Es gibt jedoch auch Menschen mit Haselnuss - Allergien.


**Makronährstoffe**

Im rohen Zustand 650 Kalorien auf 100 Gramm:

•4,30 Gramm Wasser

•7,70 Gramm Ballaststoffe

•16,25 Gramm Protein

•5,97 Gramm Kohlenhydrate (davon sind 5,97 Gramm Zucker)

•63,30 Gramm Fett



**Nennenswerte Mikronährstoffe**
**Vitamine**
•**Vitamin A**: 4 µg
•**Vitamin E**: 24520 µg
•**Vitamin B1**: 460 µg
•**Vitamin B2**: 150 µg
•**Vitamin B3**: 1420µg

•**Vitamin B6**: 660 µg
•**Vitamin B7**: 61 µg
•**Vitamin K**: 11 µg
•**Eisen**: 3,43 mg

•**Kupfer**: 1600 µg

# KAFFEE

**Allgemein**

Kaffee ist ein schwarzes, psychotropes, koffeinhaltiges Heißgetränk. Kaffee wird aus
gerösteten und gemahlenen Kaffeebohnen und heißem Wasser hergestellt. Die Kaffeebohnen sind die Samen aus den Früchten der Kaffeepflanze. Kaffee liefert so gut wie keine Kalorien. Lediglich Eiweiß und Kohlenhydrate sind in Spuren enthalten. Der Wassergehalt ist dementsprechend hoch. Kaffee liefert Teile der B Vitamine. Kaffee liefert vor allem Kali- um. Die anderen Mineralstoffe sind in geringen Mengen enthalten.

**Besonderheiten**

Kaffee kann dabei helfen sich weniger Müde zu fühlen und das Energielevel zu erhöhen. Forscher machen für diese Wirkung die Stimulanz Koffein verantwortlich. Nach dem Verzehr von Kaffee gelangt Koffein in den Blutstrom und von da aus in das Gehirn.

Die Halbwertszeit von Koffein beträgt beim Erwachsenen etwa 3,5
Stunden. Frauen bauen Koffein interessanterweise schneller ab als
Männer (bis zu 25 %). Wer raucht, reduziert mit dieser
Angewohnheit die Koffein-Halbwertszeit um 30-50 %.
Der Abbau von Koffein findet in der Leber statt. Das Endprodukt
der
Koffeinverstoffwechslung ′ist Harnsäure, die dann ausgeschieden
wird. Medikamente die eine anregende
Nebennierenmark sowie zu einer Vermehrten Ausschüttung und
Aktivität von Dopamin in den Basalganglien.  In der Folge erhöht
sich die Herzfrequenz, der Blutfluss und der Bluttransport in die
Muskeln verbessert sich, die Abgabe von Glucose durch die Leber
wir erhöht.
Gleichzeitig reduziert sich der Blutfluss zu inneren Organen (u. a.
Verdauungsapparat) und der Haut. In diesem Zuge zügelt Koffein
auch den Appetit. Wachsamkeit und Reaktionsfähigkeit verbessern
sich.
Koffein (besonders Paraxathine) beeinflusst auch das
Stoffwechselgeschehen. Es sorgt dafür, dass Muskeln
verhältnismäßig mehr auf Fettsäuren als Energiequelle zugreifen als
auf Muskelglykogen. Dieser sog. "glykogensparende" Effekt kommt
allen Sportlern zu Gute, die auf eine langanhaltende
Energieversorgung aus Glukose angewiesen sind und das sind
weitaus nicht nur Kraftsportler.
Auch Ausdauerathleten beispielsweise aus dem Triathlon profitieren
enorm von einem solchen Stoffwechselgeschehen. Die Besten
Ergebnisse sind hier mit einer Aufnahmemenge von 3-  6mg pro
Kilogramm Körpergewicht zu erwarten. Studien zeigen außer- dem,
dass Koffein die Stoffwechselrate um 3-11 % erhöht und zu einer
verbesserten Aktivität   führt.
Interessant: Die gleichzeitige Aufnahme von Koffein mit
Kohlenhydraten vor dem Training verspricht synergetische Effekte
hinsichtlich der Energiebereitstellung und Leistungsausbeute.
Werden mehr Fettsäuren zur unmittelbaren Energieversorgung
herbeigezogen muss auch die Lipolyse beschleunigt ablaufen. Diese

eigentlich logische Konsequenz verschafft jedem Trainierenden zur besseren Leistungserbringung noch eine verstärkte Fettverbrennung. Koffein fungiert zudem als thermogene Substanz und erhöht so den Energieumsatz zur Wärmeentstehung. In einer Studie an Übergewichtigen stieg die Fettverbrennung an.

Zu guter Letzt fanden australische Wissenschaftler heraus, dass Koffein sogar nach dem Training von Nutzen sein kann, indem es die Glykogenvorräte in den Muskeln schneller regeneriert. Im Vergleich zu einer reinen Kohlenhydratgabe waren so nach 4 Stunden in Verbindung mit Koffein (8mg pro Kilogramm Körpergewicht) um 66% höhere Glykogen- Werte im trainierten Muskel messbar.

Ebenfalls scheint Kaffee das Risiko für Diabetes Typ, für Alzheimer und für Depressionen. zu Mindern. Ebenfalls reduziert es die Wahrscheinlichkeit mancher Krebsformen. Kaffee wird oft in Verbindung gebracht mit einer Erhöhung des Risikos für Herzkrankheiten.

Studien belegen aber genau das Gegenteil und sprechen Kaffee positive Eigenschaften gegen Herzkrankheiten zu.  Auch das Schlaganfallrisiko sinkt mit Kaffee um 20  %.

Es scheint aber so, dass mit es auf langfristige Sicht zu einer Gewöhnung an Koffein kommt und sich die Effekte mindern.

**Makronährstoffe**

100 ml des Getränks liefern 2 Kalorien:

- 99,40 Gramm Wasser
- 0,00 Gramm Ballaststoffe
- 0,20 Gramm Protein
- 0,30 Gramm Kohlenhydrate; 0,00 Gramm Zucker
- 0,00 Gramm Fett


**Nennenswerte Mikronährstoffe**
**Vitamine**
- **Vitamin B2**: 10 µg
- **Vitamin B3**: 700 µg
- **Vitamin B5**: 1 µg

•**Eisen**: 0,20 mg

•**Magnesium**: 6,00 mg

# GRÜNER TEE

**Besonderheiten**

Grüner Tee enthält eine Reihe von Polyphenole wie beispielsweise
Flavonoide und Catechine. Beide besitzen ein sehr starkes
antioxidatives Potential und eignen sich
hervorragend, um den Körper vor freien Radikalen zu schützen.
Catechine ist ein Bitterstoff, der im Grüntee 30-40% der
Trockenmasse ausmacht. Die wichtigsten Vertreter sind
Epicatechin (EC), Epicatechingallat (ECG), Epigallocatechin (EGC)
und Epigallocatechingallat (EGCG), wobei die bedeutendste Rolle
dem EGCG   zukommt.
Ein Gramm grüner Tee enthält je nach Qualität zwischen 130 und
150 mg EGCG. Koffein, in früheren Jahren auch als Tein oder Tein
bezeichnet, befindet sich eine signifikante Menge davon in Grüntee.
Je nach Sorte kann der Koffeingehalt bis zu 5 % der Trockenmasse
betragen. Nennenswert ist auch Theanin. Bei Theanin handelt es
sich um eine seltene Aminosäure, die in Grüntee enthalten ist und
nicht mit Koffein verwechselt werden darf. Theanin wirkt teilweise
agonistisch, teilweise aber auch antagonistisch mit oder gegen
Koffein.
Als Agonist wirkt Theanin, indem es die Wahrnehmung und
Aufmerksamkeit verbessert, wie dies auch bei Koffein der Fall ist.
Antagonistisch wirkt Theanin, indem es die Stresssymptome des
Koffeins mindert und so als Stimmungsaufheert.
Studie stieg die Fettoxidation um 17% an. In zahlreichen
Untersuchungen reduziert Grüntee das Risiko für Krebs. Wichtig ist,
dass Grüntee und Milch zusammen vermieden werden sollen, da
Milch das antioxidative Potential aufheben kann. Grüntee zeigt
positive Effekte bei Alzheimer und Parkinson.
Grüntee wirkt positiv gegenüber Bakterien und Viren.

Grüntee verbessert ebenfalls die Insulinsensivität und den Blutzucker. In einer weiteren Untersuchung haben die Probanden, die regelmäßig Grüntee verzehren wesentlich geringeres Risiko für Typ 2 Diabetes und es verbessert den Cholesterinspiegel. Mit dem Grünteeverzehr sinkt das Risiko für kardiovaskuläre Krankheiten. Es unterstützt ebenfalls bei der Gewichtsreduzierung.

# SCHWARZER TEE

**Eigenschaften**

Grüner Tee und schwarzer Tee entstammen derselben Pflanze
(Camellia sinensis). Der Unterschied zwischen beiden liegt in der
Bearbeitung der Blätter. Bei Grüntee werden die Blätter nur
getrocknet. Für Schwarztee werden die Blätter maschinell gerollt
und zerkleinert. Der in diesem Zusammenhang stattfindende
Fermentierungsvorgang verleiht dem Schwarztee seine typische
Farbe und den typischen Geschmack, nämlich derart herb wie es bei
Grüntee nicht der Fall ist.

**Besonderheiten**

Der Nachteil der Fermentation ist, dass hier Polyphenole abgebaut
werden die beim Grüntee enthalten bleiben. Schwarztee ist reich an
Polyphenolen wie zum Beispiel Flavonoide und Catechine. Beide
haben sehr starkes antioxidatives Potenzial und eignen sich
hervorragend um den Körper vor freien Radikalen zu schützen.
Ebenfalls kann Schwarztee (Trockenmasse) bis zu 3,5 % Koffein
enthalten. Schwarztee hilft in einer Studie gegen Bakterien. In einer
weiteren Studie reduziert Schwarztee das Gesamtcholesterin, das
LDL – Cholesterin und den Blutdruck. und wirkt präventiv gegen
Krebs. In einer weiteren Studie unterstützt Schwarztee bei der
Gewichtsabnahme und bei Veränderungen der
Körperzusammensetzung.

# OOLONG-TEE

**Eigenschaften**

Für die Oolong Herstellung wird eine besondere Varietät der Camelia Sinensis verwendet. Die Teepflanzen haben größere Blätter. Es gibt etwa 20 verschiedene Kultiviere der Oolong Pflanze. Bei der Herstellung des Oolong Tees werden die Teeblätter nach dem Pflücken zunächst in die Sonne gelegt. Dort beginnen sie zu welken. Sie werden in einem Raum gelegt und gelagert. Anschließend findet die Oxidation statt, dessen Dauer maßgeblich dafür verantwortlich ist, ob der Oolong Tee geschmacklich mehr zum Grün – oder zum Schwarztee neigt. Alle Teeblätter des Strauchs sind am Anfang grün. Erst durch die durchlaufenden Prozesse werden sie schwarz oder dunkeln   nach.

**Besonderheiten**

Oolong Tee zeigt antioxidatives Potential, insbesondere durch den Gehalt   an Polyphenolen. Antioxidantien eignen sich hervorragend um den Körper vor freien Radikalen zu schützen. In einer Studie stieg mit dem Verzehr die Stoffwechselrate an. Wie auch Grüntee kann der Tee die kognitive Leistung verbessern. Er unterstützt ebenfalls bei der Gewichtsreduzierung und zeigt entzündungshemmende Eigenschaften.  In einer weiteren Untersuchung reduziert der Tee den Gehalt an Triglyceriden mehr als Schwarz – und Grüntee und es unterstützt bei dem Typ 2 Diabetes.

# WEISSER TEE

**Eigenschaften**

Weißer Tee wird wie grüner und schwarzer Tee aus den Kamelien pflanze Camellia sinensis gewonnen. Er unterscheidet sich in der Fermentation und durch die verwendeten Bestandteile der Teepflanze. Weißer Tee wird lediglich zu zwei Prozent in einem natürlichen Prozess fermentiert.

**Besonderheiten**

Weißer Tee hat antioxidatives Potenzial, hervorgerufen durch den Gehalt an Polyphenolen und Catechinen. Dieses eignet sich hervorragend um den Körper vor freien Radikalen und oxidativen Stress zu schützen. Weiterhin enthält weißer Tee Koffein. Forscher fanden außerdem heraus, dass weißer Tee die Haut vor UV – Strahlung schützen kann und möglicherweise positive Eigenschaften gegen Krebs hat. Weiterhin unterstützt es bei der Gewichtsabnahme und verbessert den Cholesterinspiegel.

# LAKRITZE

**Allgemein**

Lakritze werden auch Süßholz genannt. Lakritz ist eine Pflanzenart aus der Unterfamilie der Schmetterlingsblütler in der Familie der Hülsenfrüchtler. Am bekanntesten ist Lakritz als die aus der Pflanze gewonnene gleichnamige Süßigkeit. In Tees findet Lakritz ebenfalls Verwendung. Lakritz hat eine moderat bis hohe Kalorienmenge. Es liefert vor allem Kohlenhydrate bei wenig Eiweiß und fast keinem Fett. Der Ballaststoffanteil und der Wassergehalt ist sehr gering. Lakritz liefert Vitamin C, Vitamin E und Vitamin K. Lakritz liefert überwiegend Kalium und Eisen. Nennenswert sind aber auch die Mengen an Kalzium und Magnesium.

**Besonderheiten**

Lakritz enthält Glycyrrhizin. Dieses leistet einen großen Beitrag zur Aufrechterhaltung der Gesundheit. Für die gelbe Farbe des Süßholzes ist Liquiritin verantwortlich.

Nennenswert sind auch Liquiritigenin und Glabridin. Forscher zeigen für beide positive gesundheitliche Effekte nach. Lakritz kann möglicherweise das Gewicht – und Fettzunahme einschränken. In einer Studie an übergewichtigen Männern reduzierten 300 –900mg Lakritz Öl signifikant Körperfett. In einer weiteren Untersuchung an Männern und Frauen konnten 3,5 Gramm Lakritzextrakt ebenfalls Körperfett minimieren. Ein übermäßiger Verzehr von Lakritz (50 - 100Gramm) über

**Makronährstoffe**

Im rohen Zustand 375 Kalorien auf 100 Gramm:

•5,91 Gramm Wasser

•1,94 Gramm Ballaststoffe

•4,31 Gramm Protein

•86,16 Gramm Kohlenhydrate; 57,94 Gramm Zucker

•0,90 Gramm Fett

**Nennenswerte Mikronährstoffe**
**Vitamine**
•**Vitamin C**: 1,29 mg
•**Vitamin E**: 120 µg
•**Vitamin K**: 4 µg
•**Vitamin B3**: 537 µg

**Mineralstoffe**
•**Zink**: 0,65 mg
•**Sodium**: 3,00 mg
•**Kalzium**: 16,00 mg

•**Magnesium**: 18,00 mg
•**Kalium**: 171,00 mg

•**Eisen**: 2,85 mg

# STILLES WASSER

**Besonderheiten**
Stilles Wasser enthält keine oder wenig Kohlensäure und ebenso
keinen   Brennwert.
Unterscheidung destilliertes Wasser
Destilliertes Wasser ist weitgehend von Salzen, Spurenelementen
und anderen Verunreinigungen befreit worden. Bei der Aufnahme
höherer Mengen kann es zu einer gefährlichen Wasservergiftung,
der sog. hypotonen Hyperhydration kommen.

Kohlensäurehaltiges Wasser stellt lediglich bei Personen mit
bestehenden Magen-Darm-Beschwerden gelegentlich ein Problem
dar. Für gesunde Personen ergeben sich gesundheitlich keine
Unterschiede in der Verwendung von stillem oder
kohlensäurehaltigem Wasser.
**Wasser und Dehydration**
In einer Studie an Frauen nahmen mit einem Flüssigkeitsverlust von
1,36 % nach körperlicher Belastung Konzentration und Stimmung

ab, bei gleichzeitigem Anstieg von Kopfschmerzen. [1] In einer weiteren Studie führte eine leichte Dehydration (1-3 %) zu negativen Einflüssen auf die Gehirnfunktion und Abnahme der Leistung. Die Probanden 44 % mehr Gewicht ab als die Placebo Gruppe, indem sie vor den Mahlzeiten 500 ml Wasser tranken.

**Sonstige Effekte**

Ebenfalls zeigen Studien den positiven Effekt von Wasser gegenüber Krebs. Wobei es auch Studien gibt, die keine Verbindung zwischen beiden feststellen. Mit der Wasseraufnahme reduziert sich ebenfalls das Risiko für Nierensteine.

**Mineralstoffbilanz Mineralwasser beispielhaft Vittel**

•**Kalzium**: 94,00 mg

•**Magnesium**: 20,00 mg

•**Hydrogencarbonat**: 248,00 mg

•**Kalium**: 0,00 mg

•**Natrium**: 8,00 mg

•**Chlorid**: 0,00 mg

•**Sulfat**: 120,00 mg

# PU-ERH TEE

**Eigenschaften**

Pu-Erh Tee wird aus dem Teestrauch des Camellia sinensis gewonnen. Diese Pflanzen stammen aus der chinesischen Provinz Yunnan. Der Tee bekommt seine dunkle, rötliche Farbe und den kräftigen, erdigen Geschmack, durch einen speziellen Reifungsprozess.


**Besonderheiten**

Der Tee zeigt antioxidatives Potential, insbesondere hervorgerufen durch den Gehalt an Phenolen wie zum Beispiel Kaempferol, Quercetin, Catechine. Die wichtigsten Vertreter sind Epicatechin (EC), Epicatechingallat (ECG)und Epigallocatechingallat (EGCG). Die Antioxidantien eignen sich gut um den Körper vor freien Radikalen zu schützen. Quercetin hat in einer Tierstudie positive Effekte auf den Blutdruck und Kaempferol zeigt positive Eigenschaften gegenüber Herzkrankheiten und Krebs.


Gem. einer Untersuchung ist der Tee dazu in der Lage die Triglyceridwerte stärker zu reduzieren als es z. B. Grüntee oder Schwarztee könnte. Ebenfalls beeinflusst es das Gesamt-Cholesterin eines Menschen positiv. Zudem verringert er gleichzeitig das LDL Cholesterins und sorgt für einen Anstieg des HDL – Cholesterins. In einer weiteren Untersuchung unterstützte der Tee die Gewichtsabnahme.  Er zeigt außerdem Entzündung hemmend

# HEIDELBEEREN

**Allgemein**

Heidelbeeren (auch Blaubeeren) gehören zu der Familie der
Heidekrautgewächse.

Sie zählen zu den kalorienärmeren Lebensmitteln. Sie bestehen zu
über 80 % Wasser, haben einen hohen Ballaststoffanteil und liefern
vor allem Kohlenhydrate. Fett und Protein sind nur in sehr geringen
Mengen enthalten, was sie zu einem Kohlenhydratträger machen.
Die Kohlenhydrate setzen sich auf Glukose (3g), Fructose (4,07g)
und einen kleinen Teil von Saccharose zusammen. Der glykämische
Index liegt bei 25 und die Glykämische Last bei 1,5. Beide sind als
sehr gering einzustufen.

Blaubeeren beinhalten vor allem Vitamin C und Vitamin E. Die B
Vitamine sind ebenfalls enthalten, genauso wie Vitamin K und A.
Blaubeeren enthalten zudem in moderaten Men- gen Zink und
Kalium. Natrium ist so gut wie gar nicht in ihnen enthalten. Das
Mangan – und Kupferanteil ist nennenswert.

**Besonderheiten**

Blaubeeren enthalten ebenfalls Anthocyane. Anthocyane verleihen
Anthocyane verleihen Pflanzen eine rote, blauschwarze, violett-

blaue Farbe und schützen sie vor UV- Strahlen und Oxidation. Bei Menschen fungieren sie als starkes Antioxidans und schützen Blaubeeren enthalten zudem einen sehr hohen Anteil an Phenolen und Flavonoiden. Beide haben starkes antioxidatives Potential und leisten einen großen Beitrag zur Aufrechterhaltung der Gesundheit. Sie haben entzündungshemmende Eigenschaften, dienen als präventives Mittel gegen Krebs und dienen als Schutz gegen Herz – Kreislauf – Erkrankungen. In einer Studie wirken sich die Anthocyane, welche in Blaubeeren   enthalten sind, positiv auf das Gedächtnis älterer Menschen aus.

**Makronährstoffe**

Im rohen Zustand 42 Kalorien auf 100 Gramm:
- 84,80 Gramm Wasser
- 4,90 Gramm Ballaststoffe
- 0,60 Gramm Protein
- 7,40 Gramm Kohlenhydrate
- 0,60 Gramm Fett

**Nennenswerte Mikronährstoffe**
**Vitamine**
- **Vitamin C**: 30,00 mg
- **Vitamin A**: 6 µg
- **Vitamin K**: 10 µg
- **Vitamin B1**: 20 µg
- **Vitamin B2**: 20 µg
- **Vitamin B3**: 400 µg
- **Vitamin B5**: 160 µg
- **Vitamin B6**: 60 µg
- **Vitamin E**: 2069 µg

**Mineralstoffe**

- **Zink**: 0,11 mg

# HIMBEEREN

**Allgemein**

Himbeeren gehören zu der Gattung Rubus, die zur Familie der Rosengewächse  gehört.

Die Himbeere hat eine geringe Kaloriendichte. Sie liefert bei einem hohen Wasser – und Ballaststoffanteil, knapp ca. 5 Gramm Kohlenhydrate, etwas Protein und wenig Fett. Der Kohlenhydratanteil setzt sich aus 80 % Fructose und Glucose zusammen. Die restlichen 20

% sind Saccharose. Himbeeren liefern vor allem Vitamin C. Nennenswert ist ebenfalls der Vitamin E Anteil. Die restlichen Vitamine sind in geringen Mengen enthalten. An Mineralstoffen liefert die Himbeere vor allem Kalium. Sie ist fast Natrium frei. Andere Spurenelemente sind in moderaten Mengen enthalten.

**Besonderheiten**

Himbeeren enthalten den Farbstoff Cyanidin. Forscher machen für die Farbe der Himbeere Anthocyane, den Phenol- und Flavonoidgehalt verantwortlich. Die wichtigsten Anthocyane leiten sich unter anderem von Cyanidin ab. Die Himbeere hat eine hohe Antioxidative Aktivität. Für diese ist der hohe Gehalt an Phenolen und Flavonoiden verantwortlich. Sie unterstützen gegen Proliferation, haben entzündungshemmende Eigenschaften und dienen als Präventionsmaßnahme gegen Krebs.

Unreife Himbeeren enthalten wesentlich weniger Säure und Zucker als reife Himbeeren. Mit der Reife nimmt beides stetig zu.

Himbeeren sind abzugrenzen von Himbeerketonen. Die Effekte von Himbeerketonen ergeben sich nicht automatisch durch einen hohen Verzehr von Himbeeren.

**Makronährstoffe**
Frisch liefern 100 Gramm Himbeeren:
•Kalorien 43 kcal
•Protein 1,30 Gramm
•Kohlenhydrate 4,80 Gramm; Zucker 4,60 Gramm
•Fett 0,30 Gramm
•Ballaststoffe 4,70 Gramm
•Wassergehalt 85,00 Gramm

**Nennenswerte Mikronährstoffe**
Vitamine
•**Vitamin C**: 25,00 mg
•**Vitamin E**: 0,91 mg
•**Vitamin B1**: 0,02 mg
•**Vitamin B2**: 0,05 mg
•**Vitamin B6**: 0,08 mg
•**Vitamin E**: 912 µg
•**Vitamin A**: 3 µg

**Mineralstoffe**
•**Zink**: 0,40 mg
•**Sodium**: 0,0033 g

•**Kalzium**: 40,00 mg

•**Kalium**: 200,00 mg

# ÄPFEL

**Allgemein**

Äpfel sind eine Pflanzengattung der Kernobstgewächse. Mit dem Anteil an Kohlenhydraten zählen Äpfel zu den Kohlehydratträgern. Die Kohlenhydrate setzen sich aus Glucose, Fructose (Monosaccharide), Saccharose (Disaccharid) und einige Polysaccharide wie Stärke, Cellulose und Pektine zusammen. Wobei Cellulose und Pektine zur Gruppe der unverdaulichen Ballaststoffe zählen.

Bei dem Apfel ist das Verhältnis Fructose/Glucose optimal für die Resorption. Der Zuckergehalt unterscheidet sich je nach Sorte. Ein sauer schmeckender Apfel hat keine eindeutige Tendenz für einen niedrigen Zuckergehalt. Der Apfel liefert vor allem Kalium. In geringen Mengen Natrium, Zink und Magnesium.

**Besonderheiten**

Farbgebung: An der Farbe des Apfels sind 3 Farbstoffklassen bzw. pflanzliche Pigmente beteiligt. Chlorophylle sind für die Farbgebung grün und die Farbgebung braun über dessen Abbau verantwortlich. Carotinoide und seine Oxidationsprodukte, die Xanthophylle, ergeben zusammen die Gruppe der Carotinoide und sind für die Farbgebung gelb und rot verantwortlich. Eine rot-blaue Farbgebung findet letztlich durch Anthocyane statt, welche zu den Flavonoiden zählen.

Äpfel haben auch hohe Mengen Chinasäure auf. Im Laufe der Reifung wird auch L-Ascorbinsäure (Vitamin C) aufgebaut. Auch die verschiedenen Gewebe des Apfels weisen unterschiedliche Arten von Säuren auf. So enthält die Schale beispielsweise große Mengen Citramalsäure.

Der Vitamin C Gehalt von Äpfeln variiert je nach Sorte. Der größte Anteil der Vitamine befindet sich unter der Schale. Deshalb ist es empfehlenswert Äpfel mit Schale zu verzehren.

Äpfel sind reich an Phytochemikalien wie Quercetin oder Catechin, die das Risiko von Krebs, Asthma, Diabetes und Herz-Kreislauf-Erkrankungen verringern. Lagerung hat
keinen großen Einfluss auf den Gehalt der Phytochemikalien, Verarbeitung hingegen schon. Weiterhin haben Äpfel großes antioxidatives Potential, die unter anderem Krebsvorbeugend wirken. Die Einnahme von drei Obstmahlzeiten, darunter auch Äpfel, zeigte   positive Ergebnisse bei Gewichtsreduktion übergewichtiger Frauen. Ebenfalls verbesserte sich der Blutzuckerspiegel.

**Nennenswerte Mikronährstoffe**
**Vitamine**
•**Vitamin C**: 4,60 mg
•**Vitamin A**: RAE: 3 µg
•**Vitamin A**: IU: 54 IU
•**Vitamin K**: 2,2 µg
•**Vitamin B6**: 0,041 mg

**•Vitamin** 0,18 mg
**•Zink**: 0,04 mg

**Mineralstoffe**
**•Zink**: 0,04 mg

**•Sodium**: 1,00 mg

# ZITRONE

**Allgemein**

Diese Frucht stammt aus der Gattung der Zitruspflanzen.
Die Zitrone hat eine geringe Nährstoffdichte. Der
Kohlenhydratanteil liegt bei gerade ein- mal 3,2 Gramm. Die
Ballaststoffe und die hohe Menge an Wasser sorgen für ausreichend
Sättigung und können dabei helfen, das Gewicht zu reduzieren.

**Besonderheiten**

Gerade Zitronenschalen weisen eine hohe Antioxidative Aktivität
auf. Dies zeigte eine Stu- die, die gefriergetrocknete Zitronenschale
untersuchte. Die Schale enthält Flavonoide, insbesondere Hesperidin
und Naringin, ebenso wie das Zitronenfleisch [5]. Vor
Allem Flavonoide wird eine hohe antioxidative Aktivität, ein Schutz
gegen Herzkrankheiten und entzündungshemmende Eigenschaft
nachgesagt, sowie als Präventionsmaßnahme gegen Krebs
eingesetzt.

Eine Tierstudie wies positive Effekte bei einer High-Fat Ernährungsform mit zusätzlich täglich 0,5% Zitronen Polyphenole aus der Zitronenschale auf. Dort wurde nach 12-wöchiger Einnahme eine verbesserte Insulinsensivität und eine Unterdrückung der Gewichtsnahme durch Erhöhung der beta-Oxidation festgestellt.

**Makronährstoffe**
100 Gramm des essbaren Teils der Zitronen ohne   Schale:
•39 Kalorien
•0,70 Gramm Protein
•89% Gramm Wasser
•1,30 Gramm Ballaststoffe
•3,20 Gramm Kohlenhydrate
•3,00 Gramm Zucker
•0,60 Gramm Fett

**Nennenswerte Mikronährstoffe**
**Vitamine**
•**Vitamin C**: 51,00 mg
•**Vitamin E**: 0,40 mg
•**Vitamin B1**: 0,05 mg
•**Vitamin B6**: 0,06 mg

**Mineralstoffe**
•**Zink**: 0,10 mg
•**Sodium**: 0,0051 g
•**Kalzium**: 11,00 mg
•**Eisen**: 0,50 mg
•**Magnesium**: 28,00 mg
•**Kalium**: 170,00 mg

•**Chlorid**: 5,00 mg

# AVOCADO

**Allgemein**

Die Avocado ist eine Pflanzenart aus der Familie der
Lorbeergewächse.

Für ein Gemüse sehr untypisch und auffällig ist die hohe
Nährstoffdichte der Avocado. Schuld daran ist vor allem der hohe
Fettanteil mit 14,66 Gramm auf 100 Gramm. Der hohe
Ballaststoffanteil ist ebenfalls beachtlich. Dieser fällt höher aus als
bei anderen
Gemüsesorten. Der Fettanteil unterscheidet sich von Sorte zu Sorte.
Er bewegt sich im Rahmen von 3-26%. Die aufgeführte Darstellung
ist nur eine Durchschnittsangabe. Der Glykämische Index beträgt 10
und die Glykämische Last 0,04.

Die Avocado liefert vor allem Vitamin E. Das fettlösliche Vitamin
kann mit dem hohen Fettsäuren Gehalt gut aufgenommen werden.
Avocados liefern vor allem Kalium und Zink. Die restlichen Werte
verhalten sich eher unauffällig.

**Besonderheiten**

Studien haben gezeigt, dass Avocados positive Effekte auf Cholesterin – und Triglyceride Werte haben. Sie reduzieren das Cholesterin Level   signifikant

und zwar reduzieren sie das LDL Cholesterin um bis zu 22% und erhöhen das HDL Cholesterin um bis zu 11%. Ferner reduzieren sie die Trigylceride um bis zu   20%.

Die Avocados enthalten Lutein und Zeaxanthin, die beide wichtig sind für die Gesundheit der Augen. Avocados haben Krebs präventive Wirkungen. Sie unterstützen zu- dem die Gewichtsreduzierung. Die Probanden gaben an, nach dem Essen von   Avocados zufriedener zu sein, und sie sprachen davon, in den darauffolgenden fünf Stunden, weniger das Bedürfnis nach Essen gehabt zu haben.

**Makronährstoffe**

Im rohen Zustand 160 Kalorien auf 100 Gramm:
•73,23 Gramm Wasser
•6,70 Gramm Ballaststoffe
•2,00 Gramm Protein
•8,53 Gramm Kohlenhydrate; 0,66 Gramm Zucker
•14,66 Gramm Fett

**Nennenswerte Mikronährstoffe**
**Vitamine**
•**Vitamin C**: 10,00 mg
•**Vitamin A**: RAE: 7 µg
•**Vitamin A**: IU: 146 IU
•**Vitamin K**: 21 µg
•**Vitamin B6**: 0,257 mg
•**Vitamin E**: 2,07 mg

**Mineralstoffe**
•**Zink**: 0,64 mg

•**Sodium**: 7,00 mg

•**Kalium**: 485,00 mg

•**Kalzium**: 12,00 mg

# OLIVEN

**Allgemein**

Oliven sind Früchte des echten Ölbaumes (Olivenbaum).
Die schwarze Olive liefert mehr Kalorien als die grüne Olive. Sie ist
im Reifegrad fortgeschritten. Sie liefert hohe Mengen an Fett und
verfügt nur über wenig Protein und Kohlenhydrate. Die grüne Olive
liefert ebenfalls Fett, aber deutlich weniger als die schwarze Olive.
Weiterhin enthält sie ebenfalls wenig Protein und Fett.
Beide Oliven liefern gute Mengen an Vitamin E. Die anderen
Vitamine sind in moderaten Mengen enthalten. Sowohl die schwarze
als auch die grüne Olive liefern hohe Mengen an Mineralstoffen.
Auffällig ist vor allem das gute Zink – und   Eisengehalt.

**Besonderheiten**

Oliven sind reich an Antioxidantien, die Entzündungen bekämpfen
um das Wachstum unerwünschter Mikroorganismen zu verhindern.
Zudem weisen Sie präventive
Eigenschaften in Hinblick auf Krebserkrankungen auf. Begründet
wird dies durch den hohen Anteil an Antioxidantien und Ölsäure. In

Reagenzglas versuchen zeigten beide, dass sie Krebszellen der Brust, des Magens und des Dickdarms stören können. Knochengesundheit.

**Makronährstoffe**
Im unverarbeiteten Zustand liefern 100 Gramm Oliven:

**Schwarze OlivenGrüne Oliven**
**Kalorien** 345 130
**Protein** 2,20 Gramm 1,40 Gramm
**Kohlenhydrate** 5,00 Gramm 3,00 Gramm
**Fett** 35,80 Gramm 12,70 Gramm
**Ballaststoffe** 3,80 Gramm 4,40 Gramm
**Wasser** 52,00 Gramm 77,50 Gramm


**Nennenswerte Mikronährstoffe**
**Vitamine**
**Grüne Oliven** **Schwarze Oliven**
**Vitamin E** 500 µg500 µg
**Vitamin B1** 20 µg30 µg
**Vitamin B2** 70 µg80 µg
**Vitamin B6** 10 µg20 µg

**Grüne Oliven** **Schwarze Oliven**
**Kalzium** 0,80 mg 61,00 mg
**Kalium** 40,00 mg 55,00 mg
**Eisen** 1,60 mg 80 µg

**Grüne Oliven** **Schwarze Oliven**
**Natrium** 0,0508 mg 5,00 mg
**Magnesium** 16,00 mg 22,00 mg

**Zink** 0,20 mg 0,15 mg

# ERDBEERE

**Allgemein**

Die Erdbeere (Fragaria vesca) zählt aus botanischer Sicht nicht zu den klassischen Beeren, sondern zu den Sammelnussfrüchten

Erdbeeren zählen mit 32 Kalorien auf 100 Gramm eher zu den kalorienärmeren Obstsorten. Der Großteil der Erdbeere besteht aus Wasser, ein geringer Teil aus Kohlenhydraten bei nahezu ausbleibenden Mengen an Fett und Protein. Der Kohlenhydratgehalt von 5,5 g pro 100 g besteht zu einem Großteil aus den Einfachzuckern Glucose und Fructose und hier in einem ausgeglichenen Verhältnis, was die Absorption des Fructose Bestandteils optimiert. Mit 2 Gramm Ballaststoffen auf 100 Gramm ist dieser ebenfalls erwähnenswert. Der glykämische Index beträgt 28 und die glykämische Last 1,54.

Bei den Vitaminen sticht vor allem der hohe Gehalt an Vitamin C heraus. Mit dem Vitamin C Gehalt sind die viele anderen Zitrusfrüchten überlegen. Die Erdbeere hat ein sehr gutes

Natrium/Kaliumverhältnis. Sie liefert viel Kalium bei geringem
Natriumgehalt.

**Besonderheiten**
Anthocyane verleihen Anthocyane Verleihen Pflanzen eine rote,
blauschwarze, violett-
blaue Farbe und schützen sie eigentlich vor UV-Strahlen und
Oxidation. Bei manchen Erdbeeren enthalten ebenfalls einen hohen
Anteil an Phenolen und Flavonoiden. Beide haben ein starkes
antioxidatives Potenzial und leisten einen großen Beitrag zur
Aufrechterhaltung der Gesundheit. Sie haben
entzündungshemmende Eigenschaften, dienen als Prävention gegen
Krebs und den Schutz gegen Herz – Kreislauf – Erkrankungen. In
einer Studie an Menschen zeigte die Einnahme von Erdbeeren,
Minderungen oxidativem Schaden sowie eine Reduzierung des
schlechten LDL –   Cholesterin.
**Makronährstoffe**
Im rohen Zustand 32 Kalorien auf 100 Gramm:
•89,80 Gramm Wasser
•2,00 Gramm Ballaststoffe
•0,80 Gramm Protein
•5,50 Gramm Kohlenhydrate
•0,40 Gramm Fett
**Nennenswerte Mikronährstoffe**
**Vitamine**
•**Vitamin C**: 65,00 mg
•**Vitamin A**: 8 µg
•**Vitamin B1**: 30 µg
•**Vitamin B2**: 50 µg
•**Vitamin B3**: 500 µg
•**Vitamin B5**: 300 µg
•**Vitamin B6**: 60 µg
•**Vitamin E**: 120 µg
•**Vitamin K**: 13 µg

•**Kupfer**: 120 µg

# KIWI

**Allgemein**

Kiwi (Kiwifrucht oder chinesische Stachelbeere) ist der Begriff für die Beerenfrüchte mehrere Strahlengriffelarten.

Kiwis zählen zu den Kohlenhydratträgern. Sie liefern bei 61 Kalorien, 10,77 Gramm Kohlenhydrate, wenig Fett und wenig Protein. Die Kohlenhydrate setzen sich aus 4,71 g Glucose und 4,41 g Fructose zusammen. Der restliche Teil ist Saccharose. Das ausgeglichene Verhältnis von Glukose zu Fructose sorgt für eine optimale   Absorption.

Kiwis liefern vor allem Vitamin C. Auch alle B – Vitamine, Vitamin K und Vitamin E sind in Kiwis enthalten. Kiwis liefern einen hohen Kaliumgehalt, wobei jedoch der Natriumgehalt gering ist. Nennenswert ist auch die Menge an Zink, die sie enthalten. Andere Mineralstoffe sind ferner in geringen Mengen vorhanden.

**Besonderheiten**

Kiwi enthält Antioxidantien wie Vitamin C, Vitamin E, Phenole und
Carotinoide. Antioxidantien eignen sich gut um den Körper vor
freien Radikalen zu schützen. Ebenfalls sind in Kiwis Cholorphyll
und Flavonoide enthalten. Flavonoide werden ebenfalls eine
Eine vierwöchige Einnahme von Kiwifrüchten zeigte in einer Studie
an Menschen positive Effekte auf deren Schlafqualität. (Schlafzeit
und Schlafqualität stiegen   an)

**Makronährstoffe**
Kiwis liefern auf 100 Gramm 61 kcal:
•80,53 Gramm Wasser
•3,90 Gramm Ballaststoffe
•1,00 Gramm Protein
•10,77 Gramm Kohlenhydrate; 10,46 Gramm Zucker
•0,63 Gramm Fett

**Nennenswerte Mikronährstoffe**
Vitamine
•**Vitamin C**: 71,00 mg
•**Vitamin A**: 62 µg
•**Vitamin K**: 10 µg
•**Vitamin B1**: 44 µg
•**Vitamin B2**: 50 µg
•**Vitamin B3**: 410 µg
•**Vitamin B5**: 200 µg
•**Vitamin B6**: 18 µg
•**Vitamin E**: 500 µg

**Mineralstoffe**
•**Zink**: 0,45 mg
•**Sodium**: 4,00 mg
•**Kalium**: 295,00 mg

•**Chlor**: 109,00 mg

•**Kalzium**: 38,00 mg

# BANANE

**Allgemein**

Die Banane (Musa) gehört zur Gattung der Bananengewächse und aus botanischer Sicht zu den Beeren.

Bananen haben eine mittlere Kaloriendichte mit 95 Kalorien. Die Kalorien setzen sich vorwiegend aus Kohlenhydraten zusammen. Protein und Fett sind nur in geringen Mengen enthalten. Die Banane ist ein Kohlenhydratträger. Der glykämische Index beträgt 55 und die glykämische Last 11,8.

Die Banane liefert alle B – Vitamine, Vitamin K und Vitamin E. Hinzu kommt eine mode- rate Menge an Vitamin C. Sie liefert vor allem Kalium. Eine Banane deckt 20% des empfohlenen Tagesbedarfs von Kalium ab. Nennenswert ist auch der hohe Gehalt an Magnesium. Bei den anderen Mineralstoffen können andere Obstsorten mithalten.

**Besonderheiten**

Bananen werden stets grün geerntet. Während des weiteren Reifevorgangs finden in der Frucht biochemische Vorgänge statt. Mit der Reifung baut sich das in der Schale enthalte- ne Chlorophyll zu Xanthophyll und Carotinoiden ab. Dies bewirkt die typische Gelbfärbung. Der Reifeprozess von Bananen besteht im Wesentlichen darin, Stärke in Glucose ein Verhältnis von 1:20. Mit dieser Veränderung schmeckt die Banane im Laufe der Reifung daher auch immer süßlicher.

Ist die Banane reifer, so ändern sich die Eigenschaften der Banane und auch der GI und GL. Hat die grüne Banane noch einen GI von 45, hat die reife einen von 60. Auch die Glykämische Last erhöht sich von 9,6 auf 12,8. Grundsätzlich kann man bei der Banane zwischen 7 Reifegraden unterscheiden, die sich an der Farbe orientieren und von Hellgrün bis Vollgelb mit Zuckerflecken orientieren.

Bananen zeigen antioxidative Aktivität. Mitunter verantwortlich sind dafür die in der Banane enthaltenen Phytochemikalien und Flavonoide. Letztere leisten einen großen Beitrag zur Aufrechterhaltung der Gesundheit. Sie haben entzündungshemmende Eigenschaften, dienen als Prävention gegen Krebs und dienen als Schutz gegen Herz – Kreis- lauf – Erkrankungen.

Forscher stellen für Bananen den gleichen Effekt bei Immunmarkern, Blutzucker, Entzündungen und oxidativem Stress fest wie bei einer vergleichbaren   Kohlenhydratlösung.

**Makronährstoffe**
Frische Bananen (gelb vollreif) liefern auf 100 Gramm 95   kcal:
•73,81 Gramm Wasser
•2,00 Gramm Ballaststoffe
•1,15 Gramm Protein
•21,39 Gramm Kohlenhydrate; 18,44 Gramm Zucker
•0,18 Gramm Fett
**Nennenswerte Mikronährstoffe**
**Vitamine**

•**Vitamin C**: 12,00 mg
•**Vitamin B6**: 370 µg
•**Vitamin E**: 270 µg

**Mineralstoffe**

•**Zink**: 0,22 mg
•**Sodium**: 1,00 mg
•**Kalium**: 393,00 mg
•**Mangan**: 530 µg
•**Chlor**: 109,00 mg
•**Kalzium**: 9,00 mg
•**Magnesium**: 36,00 mg

•**Kupfer**: 130 µg

# ANANAS

**Allgemein**

Die Ananas zählt zur Gattung der Bromeliengewächse. Als sogenannte CAM – Pflanze hat sie einen besonderen Mechanismus zur Kohlendioxidfixierung und Anregung der Fotosynthese.

Die Ananas zählt mit 50 Kalorien zu den kalorienarmen Lebensmitteln. Sie ist nahezu Protein– und Fettfrei. Die Kalorien setzen sich zum größten Teil aus Kohlenhydraten zusammen. Sie ist ballaststoffarm. Die Kohlenhydrate setzen sich aus Glucose, Fructose und Sacchaross zusammen. Das Verhältnis von Fructose zu Glucose ist ausgeglichen, was eine problemlose Aufnahme des Fruchtzuckeranteils gewährleistet. Der glykämische Index von 59 ist ein mittlerer Wert. Die glykämische Last ist mit 7 eher gering. Die Ananas liefert vor allem Vitamin C. Die anderen Vitamine enthält die Ananas in mode- raten Mengen.

**Besonderheiten**

Die Ananas zählt zu den Früchten, die Serotonin und in sehr geringen Mengen deren Mut- tersubstanz Tryptophan liefert. Serotonin kann selbst nicht das Blut – Hirn – Schranke passieren.

Ein derartiger Effekt, ausgelöst vom Gehirn, kann nicht durch Serotonin aus der

Ananas enthalten als einziges Lebensmittel Bromelain. Dies ist der Name zweier Enzyme aus der Familie der Cysteinproteasen.

Bromelain hat zahlreiche positive Effekte auf die Gesundheit, indem es das Krebsrisiko sinkt, die Gesundheit verbessert und zur Wundheilung beiträgt. Bromelain hemmt das Wachstum von Krebszellen und führt bei diesen zum Zelltod.

Bromelain stärkt das Immunsystem und reduziert Entzündungen. In Tierstudi- en zeigte Bromelain, dass es die Schwere von Entzündungen minimiere, das Immunsystem stärkt und positive Effekte auf Asthma und bei allergischen Atemwegserkrankungen hat.

Menschenstudien zeigen, dass Ananas oder eine Bromelain Ergänzung in der Lage ist Sinus Infektionen zu reduzieren, das Immunsystem zu stimulieren, und präventiv gegen Blutgerinnsel arbeitet und Entzündungen reduziert.

**Makronährstoffe**

Im rohen Zustand 50 Kalorien auf 100 Gramm:

•86,00 Gramm Wasser

•1,40 Gramm Ballaststoffe

•0,54 Gramm Protein

•13,12 Gramm Kohlenhydrate; 9,85 Gramm Zucker

•0,12 Gramm Fett

**Nennenswerte Mikronährstoffe Vitamine**

•**Vitamin C**: 47,80 mg

•**Vitamin A**: RAE: 3µg

- **Vitamin A**: IU: 58 IU
- **Vitamin K**: 0,7 µg
- **Vitamin B6**: 0,112 m
- **Kalium**: 109,00 mg

Das Natrium/Kalium-Verhältnis fällt deutlich zugunsten des Kaliums aus. Die Ananas enthält nahezu kein Natrium, liefert viel Kalium und signifikanten Mengen an Eisen und Zink.

# ORANGE

**Allgemein**

Die Orange wird auch Citrus sinesis, Apfel aus China oder Apfelsine genannt. Sie gehört zur Familie der Rautengewächse. Orangen besitzen eine geringe Kaloriendichte, die durch ein hohes Wasser – und Ballaststoffanteil für ausreichend Sättigung sorgen können. Die Kalorien setzen sich vorwiegend aus Kohlenhydraten zusammen. Die Orange zählt deshalb zu den Kohlenhydratlieferanten. Die Kohlenhydrate setzen sich aus einem ausgeglichenen Verhältnis von Fructose und Glucose (58%) zusammen. Der restliche Anteil besteht aus Zweifachzucker Saccharose (Haushaltszucker). Das Protein – und Fettanteil ist Orangen  gering.

Orangen liefern vor allem Vitamin C. Nennenswert ist auch Vitamin E. Die restlichen Vitamine sind in geringen Mengen enthalten. Orangen enthalten viel Kalium. Hinzu kommen moderate Mengen an Kalzium, Zink, Magnesium und Eisen. Die Orange ist fast natrium- frei.

**Besonderheiten:**

In einer Studie, bei der gefriergetrocknete Orangenschalen, Zitronenschalen und Schalen
der Grapefrucht untersucht worden sind auf deren antioxidative Kapazität. Dort schnittheiung und entzündungshemmende Eigenschaften nachgesagt, sowie als Präventionsmaßnahme gegen Krebs eingesetzt.

In einer weiteren Studie ist nach einer täglichen Einnahme von 750ml Orangensaft, über vier Wochen, positive Effekte auf den Cholesterin Spiegel (Anstieg HDL – Cholesterin) festgestellt worden. Orangensaft zeigte in einer Studie ebenfalls antioxidative Aktivität. Begründet wird dieses durch einen Gehalt an Phenolen, der noch im Orangensaft liegt. Der GI beträgt 35 die GL 3,5 -> beide Fallen bei Orangen niedrig aus.

**Makronährstoffe**
Im rohen Zustand 47 Kalorien auf 100 Gramm:
•87,00 Gramm Wasser
•2,20 Gramm Ballaststoffe
•1,00 Gramm Protein
•8,20 Gramm Kohlenhydrate; 8,20 Gramm Zucker
•0,20 Gramm Fett


**Nennenswerte Mikronährstoffe**
**Vitamine**
•**Vitamin C:** 45,00 mg
•**Vitamin A**: 0,01 mg
•**Vitamin B1**: 0,04 mg
•**Vitamin B2**: 0,04 mg
•**Vitamin B6**: 0,10 mg
•**Vitamin E**: 300 µg

**Mineralstoffe**
•**Zink**: 0,10 mg
•**Sodium**: 0,0025 mg

•**Eisen**: 0,20 mg

# MAULBEEREN

**Allgemein**

Maulbeeren oder Maulbeerbäume ist eine Pflanzengattung in der Familie der Maulbeergewächse. Sie gehören zu den kalorienärmeren Lebensmitteln. Sie sind nahezu fett – und proteinfrei und liefern vorwiegend Kohlenhydrat. Deshalb kann man sie zu den Kohlenhydratträgern zählen.

Maulbeeren liefern vor allem Vitamin C. Nennenswert ist auch der Vitamin K Gehalt. Die anderen Vitamine sind alle in kleineren Mengen vorhanden. Maulbeeren haben einen sehr hohen Kaliumanteil. Nennenswert ist auch das enthaltene Magnesium. Die anderen Mineralstoffe sind alle in moderaten Mengen enthalten.

**Besonderheiten**

Maulbeerbäume werden bereits seit 1000 Jahren in der chinesischen Kräutermedizin gegen Arthritis, Anämie, Herzkrankheiten und Diabetes eingesetzt. Unter den Maulbeeren gibt es Variationen in der Farbe und in den antioxidativen Eigenschaften. Schwarze, tieffarbende Maulbeeren sind reicher an Pflanzenstoffe und haben eine mehr Antioxidantien als farblose Maulbeeren. Weiterhin enthalten sie Anthocyane, die verantwortlich für die Farbe der Maulbeeren sind und positive Eigenschaften für die Gesundheit haben.

**Makronährstoffe**
Im rohen Zustand liefern 100 Gramm 43 kcal:
•87,86 Gramm Wasser
•1,70 Gramm Ballaststoffe
•1,44 Gramm Protein
•9,80 Gramm Kohlenhydrate (davon 8,10 Gramm Zucker)
•0,39 Gramm Fett

**Nennenswerte Mikronährstoffe**
**Vitamine**

•**Vitamin C**: 36,40 mg
•**Vitamin A**: RAE: 1 µg
•**Vitamin A**: IU: 25 IU
•**Vitamin K**: 7,8 µg
•**Vitamin E**: 0,87 mg

**Mineralstoffe**
•**Zink**: 0,12 mg
•**Sodium**: 10,00 mg
•**Kalzium**: 39,00 mg
•**Eisen**: 1,85 mg
•**Magnesium**: 18,00 mg

•**Kalium**: 194,00 mg

# CRANBERRY

**Allgemein**

Cranberry ist die englische Bezeichnung für „großfrüchtige Moosbeere". Sie ist eine Pflanzenart aus der Gattung der Heidelbeere, in der Familie der Heidekrautgewächse.

Im rohen Zustand liefern 100 Gramm Cranberry 46 Kalorien. Sie setzen sich vorwiegend aus Kohlenhydraten zusammen. Eiweiß und Fett sind nur in sehr geringen Mengen enthalten. Cranberrys zählen zu den Kohlenhydratträgern. Sie liefern vor allem Vitamin C. Die restlichen Vitamine sind in moderaten bis geringne Mengen enthalten. Cranberrys enthalten vorwiegend Kalium. Natrium ist nur in sehr geringen Mengen enthalten. Die anderen Mineralstoffe sind ebenfalls in Cranberrys.

**Besonderheiten**

Cranberrys enthalten viele sekundäre Pflanzenstoffe, wie zum Beispiel die Anthocyane oder die Flavonole, die zur Klasse der Flavonoide gehören. Ebenso wie Phenolsäurederivate. Diese Inhaltstoffe leisten einen großen Beitrag zur Aufrechterhaltung der Gesundheit und stehen in Verbindung gegen viele Krankheiten und Infektionen vorzubeugen, ein- schließlich das Herz – Kreislauf – Erkrankungen, verschiedene Krebsarten und Infektionen der Harnwege.

Ebenso enthalten Cranberrys Ellagsäure. Ellagsäure kann positive Eigenschaften gegenüber Krebs haben Die Polyphenole von Cranberrys führten in einer Studie an Profi Athleten zu einer Verbesserung der Durchblutung.


**Makronährstoffe**

Im rohen Zustand liefern 100 Gramm Cranberry:

•87,32 Gramm Wasser

•3,60 Gramm Ballaststoffe

•0,46 Gramm Protein

•11,97 Gramm Kohlenhydrate (davon 4,27 Gramm Zucker)

•0,13 Gramm Fett

•46 Kalorien


**Nennenswerte Mikronährstoffe**
**Vitamine**

•**Vitamin C**: 14,00 mg

•**Vitamin A**: RAE: 3 µg

•**Vitamin A**: IU: 63 IU

•**Vitamin K**: 5 µg

•**Vitamin B6**: 0,057 g

•**Vitamin E**: 1,32 mg

**Mineralstoffe**
•**Zink**: 0,09 mg
•**Sodium**: 2,00 mg
•**Kalzium**: 8,00 mg
•**Magnesium**: 6,00 mg
•**Eisen**: 0,23 mg

•**Kalium**: 80,00 mg

# BIRNEN

**Allgemein**

Birnen bilden eine Pflanzengattung, die zu den Kernobstgewächsen gezählt wird. Birnen zählen zu den Kohlenhydratträgern. Sie enthalten sehr geringe Mengen Protein und Fett, dafür aber einen hohen Anteil an Ballaststoffen. Die Birne liefert keine Stärke, dafür einen höheren Anteil an Zuckeralkoholen (Sorbit).

Der Ballaststoffanteil setzt sich vorwiegend aus dem wasserunlöslichen Teil zusammen. Sie liefert zudem Vitamin C und Vitamin K sowie geringe Mengen Vitamin E und Vitamin A. Und enthält neben Kalium, Eisen und Zink in relevanten Mengen. Die Birne liefert mehr Zink als ein Apfel, aber jedoch weniger Eisen.

**Besonderheiten**

Birnen enthalten Phenole und Antioxidantien. Der Gehalt der beiden kann sich von Sorte zu Sorte unterscheiden und unterschiedlich hoch ausfallen. In einer weiteren Studie ergaben sich ebenfalls Unterschiede im Phenolgehalt zwischen den einzelnen Birnensorten.

Antioxidantien unterschützen den Körper dabei, sich vor freien Radikalen zu schützen.
Birnen enthalten ebenfalls Flavonoide. Flavonoide wird ebenfalls eine hohe Antioxydantien

Im unverarbeiteten Zustand liefern 100 Gramm Birnen 57 Kalorien:
•83,96 Gramm Wasser
•3,10 Gramm Ballaststoffe
•0,36 Gramm Protein
•15,23 Gramm Kohlenhydrate (davon sind 9,75 Gramm Zucker)
•0,14 Gramm Fett

**Nennenswerte Mikronährstoffe**
**Vitamine**

•**Vitamin C**: 4,30 mg
•**Vitamin A**: RAE: 1 µg
•**Vitamin A**: IU: 25 IU
•**Vitamin K**: 4,4 µg
•**Vitamin B6**: 0,029 mg
•**Vitamin E**: 0,12 mg

**Mineralstoffe**
•**Zink**: 0,10 mg
•**Sodium**: 1,00 mg
•**Kalzium**: 9,00 mg
•**Kalium**: 116,00 mg
•**Magnesium**: 7,00 mg

•**Eisen**: 0,18 mg

# LITSCHI

**Allgemein**

Die Früchte des Litschibaumes heißen Litschi. Der Litschibaum ist die einzige Art der Pflanzengattung Litschi. Die Art gehört zur Familie der Seifenbaumgewächse.

Litschis haben eine geringe Nährstoffdichte. Die Kalorien setzen sich vor allem aus Kohlenhydraten zusammen, weshalb sie als Kohlenhydratträger gilt. Sie ist nahezu Protein und fettfrei. Litschis haben einen hohen Vitamin C Gehalt. Alle anderen Vitamine sind in moderaten Mengen enthalten. Nennenswert ist ebenfalls noch der Vitamin E Gehalt der Litschi. Sie haben ein Natrium/Kalium – Verhältnis, welches eindeutig zugunsten von Kalium ausgelegt ist. Zink, Eisen und andere Mineralstoffe sind ebenfalls   enthalten.

**Besonderheiten**

Haben einen hohen Anteil an antioxidativen Polyphenolen. Höher als viele andere Früchte. Dieses beinhaltet Epicatechin und Rutin. Ersteres leistet einen Beitrag zur Aufrechterhaltung der Gesundheit indem es das Risiko für Diabetes und Krebs   reduziert. Letzteres ist ein starkes Antioxidant und beugt gegen chronische Erkrankungen vor   wie

zum Beispiel Krebs, Diabetes und Herzkrankheiten. Unterstützt
werden diese Stoffe

Makronähstoffe
Im rohen Zustand 76 Kalorien auf 100 Gramm:
•79,49 Gramm Wasser
•1,60 Gramm Ballaststoffe
•0,90 Gramm Protein
•17,00 Gramm Kohlenhydrate (davon sind 17,00 Gramm Zucker)
•0,30 Gramm Fett

**Nennenswerte Mikronährstoffe**
**Vitamine**

•**Vitamin C**: 39,90 mg
•**Vitamin B1**: 50 µg
•**Vitamin B2**: 50 µg
•**Vitamin B3**: 530 µg
•**Vitamin B5**: 250 µg
•**Vitamin B6**: 15 µg
•**Vitamin B9**: 21 µg
•**Vitamin E**: 500 µg
•**Vitamin K**: 10 µg

**Mineralstoffe**
•**Kalzium**: 9,00 mg
•**Magnesium**: 10,00 mg
•**Kalium**: 180,00 mg
•**Natrium**: 3,00 mg

•**Zink**: 0,07 mg

•**Eisen**: 3,50 mg

# RINDERLEBER

**Allgemein**

In sehr stoffwechselaktiven Organ Leber finden Entgiftung – und
Stoffwechselvorgänge statt. Sie sondert außerdem die zur
Fettverdauung notwendige Galle ab. Diese ist auch für den leicht
bitteren Geschmack der Leber verantwortlich.

Rinderleber hat eine moderate Nährstoffdichte, bei einer moderaten
Menge an Kalorien. Sie liefert vor allem Protein bei etwas
Kohlenhydraten (Glykogen) und Fett. Der Wasseranteil ist sehr
hoch, Ballaststoffe liefert die Leber nicht.
Die Leber ist eine Vitaminbombe. Sie liefert unter den
Lebensmitteln, mit die höchste Menge Vitamin A, weshalb hier auch
das Risiko auf eine Hypervitaminose bei sehr hohem Verzehr
gegeben ist. Interessant und nennenswert sind auch die B –
Vitamine, die in der Leber in hohen Mengen vorhanden sind.
Vitamin E, Vitamin K und Vitamin C sind eben- falls in der Leber
enthalten. Zu guter Letzt ist die Menge an Vitamin D interessant für
die nutritive Bereitstellung.
Die Rinderleber hat hohe Mengen an Kalium und Zink. Aber auch
Eisen ist in ihr in   einer
hohen Menge vertreten. Natrium, Magnesium und Kupfer sind
ebenfalls nennenswert.

Und die Leber nicht regelmäßig und nur in geringen bis moderaten Mengen verzehren.

Die Leber zeigt leicht antioxidatives Potential, wohlmöglich durch die Mengen an Vitamin E und Vitamin C. Sie zählt zu einem der Lebensmittel mit dem höchsten Vitamin A Ge- halt. Die wohl bekanntesten Lebersorten sind die Kalbsleber, Rinderleber, Schwein – und Huhn Leber. Verzehrt werden auch Lamm, - Reh, - Pute, - Gans oder die Haseleber.

**Makronährstoffe**
Rinderleber 139 Kalorien auf 100 Gramm:
•69,09 Gramm Wasser
•0,00 Gramm Ballaststoffe
•20,45 Gramm Protein
•5,30 Gramm Kohlenhydrate
•3,86 Gramm Fett

**Nennenswerte Mikronährstoffe**
**Vitamine**
•**Vitamin A**: 15300 µg
•**Vitamin B1**: 280 µg
•**Vitamin B2**: 2880 µg
•**Vitamin B3**: 14700 µg
•**Vitamin B5**: 7300µg
•**Vitamin B6**: 830 µg
•**Vitamin B7**: 100 µg
•**Vitamin B9**: 220 µg
•**Vitamin B12**: 65 µg
•**Vitamin C**: 23,00 mg
•**Vitamin E**: 746 µg
•**Vitamin K**: 75 µg
•**Kalzium**: 7,00 mg
•**Eisen**: 7,01 mg
•**Magnesium**: 17,00 mg

•**Kupfer**: 3151 µg

# RINDFLEISCH

**Allgemein**

Rinder sind eine Gattungsgruppe der Hornträger. Es ist eiweißreich, bei gleichzeitig wenig Kohlenhydraten und Fett. Der Wassergehalt ist sehr hoch. Ballaststoffe enthält Rindfleisch nicht. Rindfleisch hat eher wenige Kalorien, bei einer nicht so hohen  Nährstoffdichte.

Je nach Teil des Rinds variiert der Gehalt besonders an Fettsäuren und damit in Hinblick auf die Kalorien enorm. Rindfleisch liefert viele B Vitamine. Nennenswert ist auch die Menge an Vitamin E und K. Es beinhaltet ferner viel Natrium, Zink und Eisen. Auch die anderen Mineralstoffe sind in moderaten Mengen enthalten.

**Besonderheiten**

Rindfleisch enthält Creatin und Taurin. Selbiges wird im Kraftsport oft als Supplement verwendet und führt zu einer Leistungssteigerung bei körperlicher Aktivität. Taurin ist eine Aminosäure, die von unserem Körper selbst produziert wird, und wichtig für die   Herz und Muskelfunktion ist. Glutathion, ein Antioxidant, befindet sich mehr in Grass gefütterten Rindern als in Getreide gefütterten Rindern.

Genauso enthält Rindfleisch CLA und Cholesterin. Letzteres hat aufgenommen über die
Nahrung wenig Einfluss auf den Cholesterin Spiegel. Es gibt auch Untersuchungen, die keinen Zusammenhang feststellen konnten. Während andere Studien insbesondere rotem und verarbeitetem Fleisch einen negativen Einfluss nachsagen.
Rindfleisch enthält zudem gesättigtes Fett, welches ebenfalls immer wieder mit Herzkrankheiten in Verbindung gebracht wird. Viele Untersuchungen sehen keinen Zusammenhang zwischen gesättigtem Fett und Herzkrankheiten. Auch bei Krebs geht die Meinung auseinander. Studien bringen einem hohen Fleischkonsum in Verbindung mit Krebs, wohingegen andere Studien keinen Zusammenhang feststellen.
Interessant ist der Unterschied zwischen Gras gefütterten Tieren und Getreide gefütterten Tieren. Gras gefüttertes Fleisch hat einen höheres antioxidatives Potential. Das Fett hat eine gelblichere Farbe, hervorgerufen durch einen höheren Gehalt an Carotinoiden, die ebenfalls antioxidativ wirken. Ebenfalls zeigt das Fleisch einen höheren Gehalt an Vitamin E, weniger Fett, bei gleichzeitigem Anstieg der Omega 3 Fettsäuren und CLA.

**Makronährstoffe**
Rindsteak (mittelfett) hat pro 100 Gramm 146 Kalorien:

•70,50 Gramm Wasser
•0,00 Gramm Ballaststoffe
•22,02 Gramm Protein
•0,00 Gramm Kohlenhydrate
•6,44 Gramm Fett

**Nennenswerte Mikronährstoffe**
**Vitamine**
•**Vitamin B7**: 2 µg
•**Vitamin B9**: 1 µg
•**Vitamin B12**: 4 µg
•**Vitamin E**: 466 µg
•**Vitamin K**: 13 µg

**Mineralstoffe**
•**Zink**: 3,98 mg
•**Natrium**: 54,00 mg
•**Kalium**: 351,00 mg
•**Kalzium**: 3,00 mg
•**Eisen:** 1,96 mg

•**Magnesium**: 22,00 mg

# HÄNCHENBRUSTFILET

**Allgemein**

Hähnchenbrustfilet ist eiweißreich, bei gleichzeitig wenig Kohlenhydraten und Fett. Der Wassergehalt ist sehr hoch. Ballaststoffe enthält dieses Fleisch nicht. Die Nährstoffdichte ist als moderat anzusehen. Hühnerfleisch enthält viele der B – Vitamine. Auch Vitamin A ist nennenswert vorhanden. Nennenswert sind ferner die Mengen an Kalium, Zink und Ei- sen. Aber auch Kalzium, Magnesium und Natrium sind in moderaten Mengen enthalten.

**Besonderheiten**

Hühnerfleisch ist unter den Geflügelsorten das fettärmste Fleisch. Mit der Grasfütterung steigt der Omega 3 Gehalt im Fett an, gleichzeitig scheint das Risiko für oxidative Schäden am Fett im Fleisch abzunehmen. Forscher konnten keinen Zusammenhang zwischen Krebs und dem Konsum weißen Fleisches feststellen. Hühnerfleisch liefert kleine Mengen an Kochsalz, die bei der Gesamtaufnahmemenge nicht ins Gewicht   fallen.

Sofern man normale Harnsäurewerte und keinerlei Beschwerden hat, muss man sich bei einer moderaten Aufnahme von Hühnerfleisch keine Sorgen im Hinblick auf Gicht und Nierensteine machen. Da im Kraftsport aber oft hohe Mengen verzehrt werden, sollte der Harnsäurewert im Blut im Auge behalten werden.

**Marco Nährstoffe**

102 Kalorien auf 100 Gramm:
•70,00 Gramm Wasser

•0,00 Gramm Ballaststoffe
•23,00 Gramm Protein
•0,00 Gramm Kohlenhydrate (davon sind 0,00 Gramm Zucker)
•0,70 Gramm Fett
•62,00 Milligramm Cholesterin


**Nennenswerte Mikronährstoffe**
**Vitamine**

•**Vitamin A**: 0,03 mg
•**Vitamin B1**: 0,07 mg
•**Vitamin B2**: 0,09 mg
•**Vitamin B6**: 0,53 mg
•**Vitamin B12**: 0,4 µg

**Mineralstoffe**
•**Zink**: 0,07 mg
•        **Salz**: 0,1676 g
•**Kalium**: 264,00 mg
•**Kalzium**: 14,00 mg
•**Eisen**: 0,50 mg
•**Magnesium**: 27,00 mg

# SCHWEINEFLEISCH

**Allgemein**

Schweinefleisch ist ein Sammelbegriff für die Teile des
Hausschweins, die zum Verzehr geeignet sind.

Das Schweinefleischsteak hat eine moderate Nährstoffdichte, bei
einer moderaten Menge an Kalorien. Sie liefert vor allem Protein bei
keinen Kohlenhydraten und Fett. Der Wasseranteil ist sehr hoch,
Ballaststoffe liefert Schweinefleisch nicht. Je nach Teil des
Schweins variieren die Werte bei Nährstoffen und Wasser stark.
Schweinefleisch liefert viele B Vitamine. Es enthält weiterhin
Vitamin K und Vitamin E, sowie geringe Mengen an Vitamin A.
Schweinefleisch hat hohe Mengen an Kalium und Zink. Aber auch
Eisen ist in der Leber in einer hohen Menge vertreten. Natrium,
Magnesium und Kupfer sind ebenfalls nennenswert.

**Besonderheiten**

Schweinefleisch enthält gesättigte Fette, die oft mit Herzkrankheiten
assoziiert werden. Mittlerweile gibt es zahlreiche Untersuchungen,
die keinen Zusammenhang feststellen konnten. Ebenfalls enthält
Schweinefleisch CLA. Taurin und Creatin. Zuletzt genanntes wird
im Kraftsport oft als Nahrungsergänzung verwendet und führt zu
einem Fluss auf den Cholesterin Spiegel. Immer wieder gibt es
Diskussionen um rotes Fleisch und deren negativen Einfluss auf

Herzkrankheiten. Untersuchungen stellen teil- weise keinen Zusammenhang fest, andere belegen ihn insbesondere bei rotem und verarbeitetem Fleisch.

Auch bei Krebs geht die Meinung auseinander. Vor allem neueste Studien und Meta-Ana- öysen bringen einem hohen Konsum von rotem und vor allem verarbeitetem Fleisch in Verbindung mit Krebs, wohingegen andere Studien keinen Zusammenhang   feststellen.

**Makronährstoffe**
Schweinesteak mittelfett 170 Kalorien auf 100 Gramm:
•68,60 Gramm Wasser
•0,00 Gramm Ballaststoffe
•20,50 Gramm Protein
•0,00 Gramm Kohlenhydrate
•9,80 Gramm Fett


**Nennenswerte Mikronährstoffe**
**Vitamine**
•**Vitamin A**: 8 µg
•**Vitamin B1**: 755 µg
•**Vitamin B2**: 192 µg
•**Vitamin B3**: 4123 µg
•**Vitamin B5**: 496 µg
•**Vitamin B6**: 524 µg
•**Vitamin B7**: 4 µg
•**Vitamin B12**: 1 µg
•**Vitamin E**: 433 µg
•**Kalzium**: 11,00 mg
•**Eisen**: 1,70 mg

•**Magnesium**: 56,00 mg

# LAMM

**Allgemein**

Ein Lamm wird als ein juveniles Schaf bezeichnet. Lebensmittelrechtlich dürfen Tiere bis zum Alter von einem Jahr als Lamm bezeichnet werden.

Lammfleisch liefert moderate Mengen an Kalorien. Es hat sehr viel Protein, ist aber auch sehr fettreich. Kohlenhydrate und Ballaststoffe liefert dieses Fleisch nicht. Lamm liefert jedoch sehr viele B Vitamine. Auch die Menge an Vitamin E und Vitamin K ist nennenswert. Lammfleisch hat hohe Mengen an Kalium und Zink. Aber auch Eisen ist nennenswert.

**Besonderheiten**

Lammfleisch enthält gesättigte Fette, die oft mit Herzkrankheiten assoziiert werden. Mittlerweile gibt es zahlreiche Untersuchungen, die keinen Zusammenhang feststellen konnten. Ebenfalls enthält Lammfleisch CLA. Lammfleisch enthält Creatin und Taurin.

Selbiges wird im Kraftsport oft als Supplement verwendet und führt zu einer Leistungssteigerung bei körperlicher Aktivität.
Taurin ist eine Aminosäure, die von unserem Körper selbst produziert wird, und wichtig für
das Herz – und Muskelfunktion ist.
Glutathion, ein Antioxidant, befindet sich mehr in Gras gefütterten Nutztiere als
bei solche die mit Getreide gefüttert werden. Genauso enthält Lammfleisch CLA und Cholesterin. Letzteres hat aufgenommen über die Nahrung wenig Einfluss auf den Cholesterin Spiegel. Immer wieder werden Diskussionen um rotes Fleisch und deren Einfluss auf Herzkrankheiten laut. Es gibt Untersuchungen, die keinen Zusammenhang feststellen konnten, während andere Studien insbesondere rotem und verarbeitetem Fleisch einen negativen Einfluss nachsagen. Auch bei Krebs geht die Meinung auseinander. Studien bringen einem hohen Fleischkonsum in Verbindung mit Krebs, wohingegen andere Studien keinen Zusammenhang feststellen.

**Makronährstoffe**
Rinderleber 282 Kalorien auf 100 Gramm:
•59,47 Gramm Wasser
•0,00 Gramm Ballaststoffe
•16,56 Gramm Protein
•0,00 Gramm Kohlenhydrate
•23,41 Gramm Fett


**Nennenswerte Mikronährstoffe**
**Vitamine**
•**Vitamin B12**: 2,31 µg
•**Vitamin E**: 0,20 mg
•**Vitamin K**: 3,6 µg

**Mineralstoffe**
•**Zink**: 3,41 mg
•**Natrium**: 59,00 mg

•**Kalium**: 222,00 mg
•**Kalzium**: 16,00 mg
•**Eisen**: 1,55 mg

•**Magnesium**: 21,00 mg

# WILDSCHWEINE

**Allgemein**

Wildschweine gehören zur Familie der altweltlichen oder Echten Schweine aus der Ordnung der Paarhufer. Das Fleisch zählt zur Kategorie Wildfleisch.

Wildschweinfleisch ist eiweißreich, bei gleichzeitig wenig Kohlenhydraten und Fett. Der Wassergehalt ist sehr hoch. Ballaststoffe enthält Wildschweinfleisch nicht. Wildschweinfleisch hat eher wenige Kalorien, bei einer nicht so hohen Nährstoffdichte. Je nach Teil des Tieres können der Gehalt an Protein sowie Fett und somit an Kalorien stark unterschiedlich ausfallen.

Wildschweinfleisch liefert sehr viele B Vitamine. Auch die Menge an Vitamin E ist nennenswert. Wildschweinfleisch hat hohe Mengen an Kalium und Zink. Aber auch Eisen ist nennenswert.

**Besonderheiten**

In den letzten Jahren kam es zum Anstieg des
Wildschweinkonsums. Möglicherweise ist das Fleisch vom Wild
reicher an Protein und hat ein besseres Fettverhältnis als das
herkömmliche Fleisch. Des Weiteren scheint es Unterschiede in den
Mikronährstoffen Eisen und Mangan zu geben. Ebenfalls enthält
Wildschweinfleisch Vitamin E.
Auch bei Krebs geht die Meinung auseinander. Studien bringen
einem hohen Fleischkonsum in Verbindung mit Krebs, wohingegen
andere Studien keinen Zusammenhang feststellen.
Dennoch stellt das Fleisch von Wildschweinen eine gute Alternative
zu normalem Schweinefleisch dar.

**Makronährstoffe**
Wildschwein 109 Kalorien auf 100 Gramm:
•75,86 Gramm Wasser
•0,00 Gramm Ballaststoffe
•19,50 Gramm Protein
•0,00 Gramm Kohlenhydrate
•3,88 Gramm Fett

**Nennenswerte Mikronährstoffe**
**Vitamine**
•**Vitamin A**: 8 µg
•**Vitamin B1**: 100 µg
•**Vitamin B2**: 200 µg
•**Vitamin B3**: 5100 µg
•**Vitamin B5**: 700 µg
•**Vitamin B6**: 400 µg
•**Vitamin B7**: 1 µg
•**Vitamin B9**: 4 µg
•**Vitamin B12**: 5 µg

•**Vitamin E**: 210 µg

# PUTENFLEISCH

**Allgemein**

Putenfleisch ist das Fleisch der Pute. Je nach Körperteil gestalten sich der Kalorien- und damit der Makronährstoffgehalt unterschiedlich. Das wohl beliebteste Teil der Pute ist die Brust. Putenbrust ist eiweißreich, bei gleichzeitig wenig Kohlenhydraten und wenig Fett. Die Ka- loriendichte fällt moderat aus. Der Wassergehalt ist sehr hoch. Ballaststoffe enthält Putenbrust nicht. Die Nährstoffanalysen anderer Teile der Pute unterscheiden sich gerade im Anteil an Fettsäuren stak von dem der Pute. Die Keule ist mit ca. 3 Gramm pro 100 Gramm Fleisch ebenfalls noch relativ fettarm. Die Innereien sind hingegen nicht mehr fettarm. Putenfleisch enthält viele der B – Vitamine.
Auch Vitamin E ist nennenswert enthalten. Weiterhin liefert Putenfleisch Vitamin A und die höchsten Mengen an den Mineralstoffen unter den Geflügelfleischarten. Nennenswert sind die Mengen an Kalium, Zink und Eisen. Aber auch Kalzium,

Magnesium und Natrium sind in moderaten Mengen enthalten entzündungshemmenden EPA und DHA liefert. Es hat allerdings auch den höchsten Gehalt an Arachidonsäure. Putenfleisch liefert kleine Mengen an Kochsalz, die bei der Gesamtaufnahmemenge nicht ins Gewicht fallen.

Sofern man normale Harnsäurewerte und keinerlei Beschwerden hat, muss man sich bei einer moderaten Aufnahme von Putenfleisch keine Sorgen im Hinblick auf Gicht und Nierensteine machen. Da im Kraftsport aber oft hohe Mengen verzehrt werden, sollte der Harnsäurewert im Blut im Auge behalten werden.

Weiterhin kann der hohe Proteingehalt helfen, Gewicht zu verlieren und so auch das Risiko für Krankheiten zu mindern. Ebenfalls führt ein hoher Proteingehalt zu Sättigung.

6 Forscher konnten keinen Zusammenhang zwischen Krebs und dem Konsum weißen Fleisches feststellen.

Putenfleisch liefert nur wenig Cholesterin. Es sind keine gesundheitsbeeinträchtigen Auswirkungen zu fürchten.

**Makronährstoffe**

Das Brustfleisch der Pute liefert 107 Kalorien auf 100 Gramm:
- 73,71 Gramm Wasser
- 0,00 Gramm Ballaststoffe
- 24,10 Gramm Protein
- 0,00 Gramm Kohlenhydrate (davon sind 0,00 Gramm Zucker)
- 0,99 Gramm Fett


**Nennenswerte Mikronährstoffe**
**Vitamine**
- **Vitamin A**: 13 µg
- **Vitamin B1**: 100 µg
- **Zink**: 2000 µg
- **Sodium**: 63,00 mg
- **Kalium**: 300,00 mg
- **Kalzium**: 25,00 mg
- **Eisen**: 1400 µg
- **Magnesium**: 27,00 mg

# BISONS

**Allgemein**

Die Bisons sind eine Gattung auf der Nordhalbkugel verbreiteter Wildrinder. Es gibt den amerikanischen Bison und den Wisent, den europäischen Bison. Bisonfleisch enthält viel Eiweiß, bei keinen Kohlenhydraten und wenig Fett. Bisonfleisch liefert viele B Vitamine. Nennenswert ist unter diesen vor allem Vitamin B12. Bisonfleisch liefert viel Kalium und Eisen. Auch die Menge an Zink ist nennenswert.

**Besonderheiten**

Bisonfleisch gibt es sowohl von Gras gefütterten Tieren als auch von Getreide gefütterten Tieren. Eine Studie, die das Fleisch von beiden verglich, kam zu dem Ergebnis, dass die grasgefütterten

etwas weniger Fett (1,7 %) im Vergleich zu den getreidegefütterten
Tieren (2,2 %) aufwies.
Weiterhin enthielt das Fleisch der grasgefütterten Tiere mehr
Flüssigkeit. Die größten Unterschiede ergaben sich im beim
Fettverhältnis: grasgefüttertes Fleisch zeigte 6 % mehr gesättigte
Fette und 5 % mehr mehrfach ungesättigte Fette, wohingegen der
Gehalt an einfach ungesättigten Fetten 11 % niedriger war als in
dem Fleisch von getreidegefütterten Tieren.

**Makronährstoffe**
Bisonfleisch grasgefüttert 146 Kalorien auf 100   Gramm:
•71,59 Gramm Wasser
•0,00 Gramm Ballaststoffe
•20,23 Gramm Protein
•0,05 Gramm Kohlenhydrate
•7,21 Gramm Fett

**Nennenswerte Mikronährstoffe**
**Vitamine**
•**Vitamin B12**: 1,94 µg
•**Vitamin E**: 0,19mg
•**Vitamin K**: 1,2 µg

**Mineralstoffe**
•**Zink**: 4,59 mg
•**Natrium**: 70,00 mg
•**Kalium**: 328,00 mg
•**Kalzium**: 11,00 mg

•**Eisen**: 2,78 mg

•**Magnesium**: 21,00 mg

# HIRSCH

**Allgemein**

Der Hirsch gehört zu Säugetierfamilie der Paarhufer. Hirschfleisch fällt in die  Kategorie

**„Wildfleisch".**

Hirschfleisch ist eiweißreich, bei gleichzeitig wenig Kohlenhydraten und Fett. Der Wassergehalt ist sehr hoch. Ballaststoffe enthält Hirschfleisch nicht. Die Nährstoffdichte bei Hirschfleisch ist als moderat anzusehen.

Hirschfleisch enthält viele B Vitamine. Auch Vitamin E, viel Kalium, bei gleichzeitig mode- raten Mengen an Natrium, ist enthalten. Nennenswert ist auch die Menge an Eisen und Zink. Auch Kalzium und Magnesium sind vorhanden.

**Besonderheiten**

Hirschfleisch liefert Taurin, eine nicht essenzielle Aminosäure, welches eine große Bedeutung für die Herz – und Muskelfunktion hat. Ebenfalls enthält Hirschfleisch Coenzym Q 10, Carnosin und

Vitamin E. Forscher sagen Coenzym Q10 schützende Eigenschaft gegenüber Herzkrankheiten nach.

**Makronährstoffe**
Hirsch hat 113 Kalorien auf 100 Gramm:
•74,92 Gramm Wasser
•0,00 Gramm Ballaststoffe
•20,60 Gramm Protein
•0,00 Gramm Kohlenhydrate
•3,34 Gramm Fett

**Nennenswerte Mikronährstoffe**
**Vitamine**
•**Vitamin A**: 1 µg
•**Vitamin B1**: 250 µg
•**Vitamin B2**: 250 µg
•**Vitamin B5**: 800 µg
•**Vitamin B6**: 300 µg
•**Vitamin B7**: 0,10 µg
•**Vitamin B9**: 4 µg
•**Vitamin B12**: 1 µg
•**Vitamin E**: 130 µg

**Mineralstoffe**
•**Zink**: 3,21 mg
•**Natrium**: 62,00 mg
•**Kalium**: 306,00 mg
•**Kalzium**: 10,00 mg
•**Eisen**: 2,31 mg

•**Magnesium**: 21,00 mg

# FORELLE

**Allgemein**

Die Forelle ist eine Fischart aus der Gattung Salmo, in der Familie der Lachsfische.

**Besonderheiten**

Fettreicher Fisch ist reich an Omega 3 Fettsäuren. Diese sind wichtig für unseren Körper, unserer Gehirnfunktion und stehen in Verbindung das Risiko für viele Krankheiten zu reduzieren. Weitere Studien verbinden mit dem regelmäßigen Verzehr von Fisch ein geringeres Risiko für Herzattacken, Schlaganfälle und Herzkrankheiten.

Probanden, die regelmäßig (1x pro Woche) Fisch verzehrten, reduzierten das Risiko für Herzkrankheiten um 15 %.

Fischfett, insbesondere Docosahexaensäure (kurz: DHA), ist wichtig für das Gehirn und die Augen. Außerdem trägt der regelmäßige Verzehr von Fisch zu einer verbesserten kognitiven Leistung bei. Ebenfalls zeigt es positive Eigenschaften gegenüber Depression, bei bipolaren Störungen und bei Kindern gegenüber Asthma.

**Makronährstoffe**

Frische Forellen liefern 123 Kalorien auf 100 Gramm:
•71,98 Gramm Wasser

•73,35 Gramm Wasser
•0,00 Gramm Ballaststoffe
•21,76 Gramm Protein
•0,00 Gramm Kohlenhydrate
•3,56 Gramm Fett

**Nennenswerte Mikronährstoffe**
**Vitamine Frische Forelle**
•**Vitamin C**: 2,67 mg
•**Vitamin A**: 15 µg
•**Vitamin D**: 22 µg
•**Vitamin E**: 1854 µg
•**Vitamin B12**: 5 µg


**Geräucherte Forelle**
•**Vitamin C**: 2,41 mg
•**Vitamin A**: 14 µg
•**Vitamin D**: 20 µg
•**Vitamin E**: 1675 µg
•**Vitamin B12**: 4 µg

**Mineralstoffe Frische Forelle**
•**Zink**: 1,34 mg
•**Natrium**: 58,00 mg
•**Kalium**: 357,00 mg
•**Kalzium**: 15,00 mg
•**Eisen**: 0,68 mg
•**Kalzium**: 13,00 mg
•**Eisen**: 0,65 mg

•**Magnesium**: 26,00 mg

# THUNFISCHE

**Allgemein**
Thunfische bezeichnen eine Gattung großer Raubfrische, die in allen tropischen, subtropischen und gemäßigten Meeren vorkommt.

**Besonderheiten**
Thunfisch ist nicht gleich Thunfisch. Frischer Thunfisch zählt zur Gattung der   Fettfische, da mehr als 10% seines Frischgewichts aus Fett bestehen. Die Fettsäurebilanz von Thun- fisch ist sehr ausgeglichen. Alle 3 Fettsäurearten liegen in etwa demselben Verhältnis vor. 100g Thunfisch liefern rund 3g Palmitinsäure pro 100g, eine Fettsäure, der man eine LDL- Cholesterin-steigernde Wirkung nachsagt. Diese Wirkung wird glücklicherweise durch den Gehalt an der einfach ungesättigten Ölsäure wieder ausgeglichen.

Auf Seite der mehrfach ungesättigten Fettsäuren enthält Thunfisch einen besonders hohen Anteil an DHA (Docosahexaensäure) bei gleichzeitig niedrigem Gehalt an Arachidonsäure. Diese Konstellation beschert antientzündliche sowie antiarteriosklerotische Effekte und beeinflusst zudem nochmals die Blutfette positiv.

Weiterhin können diese Fettsäuren positiv gegenüber viele Krankheiten wirken.

Menge einstellen, auch nicht, wenn Sie eine große Portion davon täglich verzehren. Dosenthunfisch in Öl - der Fettgehalt im Dosenthunfisch in Öl stammt nur zu einem sehr geringen Anteil vom Fisch selbst. Vielmehr muss man die hier die Bilanzen des jeweils verwendeten Öls in Betracht ziehen.

Wichtig zu wissen ist, dass den Herstellern keinerlei Vorgaben gemacht werden, welches Öl verwendet werden muss. Häufig kommen Sonnenblumenöl, gerne aber auch Sojaöl oder Olivenöl zum Einsatz. Auf dem Produktetikett werden hierzu meist Angaben gemacht.

Da sich je nach verwendetem Öl auch die Fettsäurezusammensetzung des Lebensmittels ändert, kann ich an dieser Stelle keine allgemeingültige Aussage hinsichtlich der Fettsäurebilanz treffen. Auch bei der Qualität des Öles muss man sich auf den jeweiligen Hersteller verlassen. Der niedrige Verkaufspreis bei Thunfisch lässt jedoch eher darauf schließen, dass egal welches Öl verwendet wird, es sich nicht um die kalt gepresste, kühl und lichtgeschützt gelagerte Luxusvariante handelt.

Eine Standartthunfischdose enthält etwa 10ml Öl. Mit dem Öl verändern sich sowohl Konsistenz als auch der Kaloriengehalt entscheidend. Die in der Darstellung angegebenen Werte sind an dieser Stelle richtig. In Öl eingelegter Thunfisch schmeckt wesentlich aromatischer als sein in Wasser eingelegtes Pendant. Aus diesem Grund wird Thunfisch in Öl wahrscheinlich auch wesentlich stärker nachgefragt als die ölfreie   Variante.

Thunfisch weist einen Quecksilbergehalt auf. Unterschiede zwischen den in Öl eingelegten und den in Wasser eingelegten Thunfisch gibt es   nicht.

Es besteht Einigkeit darüber, dass Quecksilber einen schädigenden Einfluss auf Ungeborene, Säuglinge und Kleinkinder hat.

Quecksilber ist in der Lage, sowohl die Bluthirnschranke als auch die Plazenta zu überwinden und gelangt sogar in die Muttermilch.


**Makronährstoffe**

100 Gramm Thunfisch liefern:

**Nennenswerte Mikronährstoffe**

**Vitamine**

**Thunfisch in Öl Thunfisch in Wasser Rote Paprika**

**Vitamin C**0,58 mg587 µg1000 µg

**Vitamin B6**351 µg		353 µg600 µg

**Vitamin B12**2 µg		2 µg4 µg

**Vitamin A**156 µg		155 µg450 µg

**Vitamin K**1 µg		k. A.k. A.

**Vitamin E**8263 µg	4986 µg8500 µg


**Mineralstoffe**

**Thunfisch in Öl   Thunfisch in Wasser Rote Paprika**

**Kalzium**30 mg31 mg29 mg


**Thunfisch in Öl [**		**Thunfisch in Wasser Rote Paprika**

**Eisen** 0,84 mg			843 µg1000 µg

**Magnesium** 31 mg		31 mg34 mg

**Kalium**339 mg			341 mg407 mg

**Natrium**			841 mg845 mg37 mg

**Zink** 0,69 mg			709 µg820 µg

# HERING

## Allgemein

Der atlantische Hering ist einer der bedeutendsten Speisefische und einer der häufigsten Fische der Welt. Er gehört zu Gattung der echten Heringe.

Heringe sind sehr Protein und fettreich. Sie liefern keine Kohlenhydrate oder Ballaststoffe. Die Nährstoffdichte ist moderat. Heringe liefern viel Vitamin D. Auch der Vitamin A und Vitamin E Gehalt ist nennenswert. Heringe liefern viel Kalium. Aber auch die anderen Mineralstoffe sind nennenswert.

## Besonderheiten

Fettreicher Fisch ist reich an Omega 3 Fettsäure. Diese sind wichtig für unseren Körper und unsere Gehirnfunktion. Sie sollen das Risiko für viele Krankheiten   reduzieren.

Weitere Studien verbinden mit dem regelmäßigen Verzehr von Fisch ein geringeres Risiko für Herzattacken, Schlaganfälle und Herzkrankheiten. Probanden, die regelmäßig (1x pro Woche) Fisch verzehren, reduzieren das Risiko für Herzkrankheiten um 15 %.

Fischfett, insbesondere Docosahexaensäure (kurz: DHA), ist wichtig für das Gehirn und

die Augen. Außerdem trägt der regelmäßige Verzehr von Fischen zu einer   verbesser-

## Makronährstoffe

Atlantischer Hering liefert 158 Kalorien auf 100   Gramm:

•72,05 Gramm Wasser

•0,00 Gramm Ballaststoffe

•17,96 Gramm Protein
•0,00 Gramm Kohlenhydrate
•9,04 Gramm Fett

**Nennenswerte Mikronährstoffe**
**Vitamine**
•**Vitamin C**: 0,70 mg
•**Vitamin A**, RAE: 28 µg
•**Vitamin A**, IU: 93 IU
•**Vitamin K**: 0,1 µg
•**Vitamin D**: 4,2 µg
•**Vitamin D**: 167 IU
•**Vitamin E**: 1,07 mg
**Mineralstoffe**
•**Zink**: 0,99 mg
•**Natrium**: 90,00 mg
•**Kalium**: 327,00 mg

•**Kalzium**: 57,00 mg
•**Eisen**: 1,10 mg

•**Magnesium**: 32,00 mg

# GARNELE

**Allgemein**

Als Garnele werden unterschiedliche Arten in der Bodenzone
lebender oder freischwimmender Krebstiere genannt. Garnelen sind
sehr proteinreich. Sie liefern fast keine Mengen an Fett,
Kohlenhydraten und Ballaststoffen. Der Wassergehalt ist sehr hoch.
Garnelen liefern nur geringe Mengen an Kalorien, bei einer geringen
Nährstoffdichte.
Garnelen liefern viel Vitamin E und viele der B Vitamine. Ebenfalls
enthalten sie Vitamin D, Vitamin A und geringe Mengen Vitamin C.
Die Garnele liefert viel Kalium und Natrium. Aber auch die anderen
Mineralstoffe sind in Garnelen vorhanden.

**Besonderheiten**

Garnelen zeigen antioxidatives Potenzial und einen gewissen Gehalt an Phenolen.

Sie haben im Vergleich zu vielen anderen Krustentieren und Fischen einen sehr hohen Kupfergehalt. Garnelen enthalten wenig Quecksilber und sind so nicht als gesundheits- schädlich einzustufen. Unterschiede gibt es in Farbe, Carotinoidgehalt und bei den mehrfach ungesättigten Fettsäuren bzgl. verschiedener Fanggebiete.

Der Carotinoidgehalt scheint auch mit der Jahreszeit in Verbindung zu stehen. Dieser ist im Sommer höher als im Winter. Der Verzehr von Krustentieren hat positive Eigenschaften

**Makronährstoffe**

Garnelen liefern 102 Kalorien auf 100 Gramm:
- 75,85 Gramm Wasser
- 0,00 Gramm Ballaststoffe
- 20,31 Gramm Protein
- 0,91 Gramm Kohlenhydrate
- 1,73 Gramm Fett

**Nennenswerte Mikronährstoffe**
**Vitamine**

- **Vitamin C**: 2,00 mg
- **Vitamin A**: 2 µg
- **Vitamin D**: 0,5 µg
- **Vitamin E**: 4000 µg
- **Vitamin B12**: 0,9 µg

Mineralstoffe
•**Zink**: 2,30 mg
•**Natrium**: 148,00 mg
•**Kalium**: 185,00 mg
•**Kalzium**: 52,00 mg
•**Eisen**: 1,70 mg

•**Magnesium**: 37,00 mg

# KRABBE

Die Krabbe hat eine geringe Nährstoffdichte. Sie liefert vorwiegend Protein bei fast keinen Kohlenhydraten und Fett. Der Wassergehalt ist sehr hoch. Ballaststoffe enthält die Krabbe nicht. Krabben liefern hohe Mengen Vitamin E und viele der B Vitamine. Weiterhin enthalten sie Vitamin A, Vitamin D und Vitamin C. Krabben liefern viel Kalium und Natrium. Nennenswert ist auch die Menge an Zink und Eisen.

**Besonderheiten**

Krabben zeigen antioxidatives Potential und einen gewissen Gehalt an Phenolen, der sich hervorragend eignet um den Körper von freien Radikalen zu schützen Wie auch Garnelen enthalten Krabben Astaxanthin, ein Carotinoid mit positiven Eigenschaften zur Aufrechterhaltung der Gesundheit. In einer Studie verbesserte es das HDL – Cholesterin, bei gleichzeitiger Abnahme der Triglyceride. In einer weiteren Studie reduziert die oxidativen Schäden und Entzündungen.

Frische Krabben liefern 91 Kalorien auf 100  Gramm:
•77,84 Gramm Wasser
•0,00 Gramm Ballaststoffe

•18,60 Gramm Protein
•0,74 Gramm Kohlenhydrate
•1,44 Gramm Fett

**Nennenswerte Mikronährstoffe**
**Vitamine**

•**Vitamin A**: 2 µg
•**Vitamin D**: 0,50 µg
•**Vitamin E**: 4000 µg
•**Vitamin B12**: 0,8 µg
•**Vitamin C**: 1,90 mg


Mineralstoffe
•**Zink**: 2,17 mg
•**Natrium**: 146,00 mg
•**Kalium**: 266,00 mg
•**Kalzium**: 92,00 mg
•**Eisen**: 1,76 mg

•**Magnesium**: 67,00 mg

# MUSCHELN

**Allgemein**

Die Muscheln bilden eine Klasse der Weichtiere. Der Kaloriengehalt unter den verschiedenen Arten der Muscheln unterscheidet sich nur sehr gering. Die Miesmuschel hat eine geringe Nährstoffdichte. Sie liefert vorwiegend Protein, bei gleichzeitig geringeren Mengen Kohlenhydraten und Fett. Muscheln liefern viele der B Vitamine.

Nennenswert ist da der Vitamin B12 Gehalt. Weiterhin enthalten sie ausreichend Vitamin E, Vitamin A, Vitamin D und geringe Mengen an Vitamin C. Zusätzlich zu den aufgezählten Besonderheiten,

liefert Muscheln viel Kalium und Natrium. Aber auch die anderen
Mineralstoffe wie Eisen oder Zink sind in Muscheln enthalten.

**Besonderheiten**
Verzehrt werden unter anderem Miesmuscheln, Austern,
Venusmuscheln, Messermuscheln und Kammmuscheln. Besonders
interessant ist daneben auch die Grünlippmuschel und der aus der
Grünlippmuschel gewonnene Extrakt. Muscheln verbergen ein
antioxidatives Potential, vor allem werden sie durch den Gehalt an
Polyphenolen   hervorgerufen.
Die wiederum enthaltenen Antioxidantien eignen sich um den
Körper vor freien Radikalen
zu schützen. auch entzündungshemmende Eigenschaften verbirgt.


**Makronährstoffe**
Miesmuscheln liefern 67 Kalorien auf 100 Gramm:
•82,74 Gramm Wasser
•0,00 Gramm Ballaststoffe
•9,84 Gramm Protein
•3,69 Gramm Kohlenhydrate
•1,34 Gramm Fett


**Nennenswerte Mikronährstoffe**
**Vitamine**
•**Vitamin C**: 3,20 mg
•**Vitamin A**: 54 µg
•**Vitamin D**: 8 µg
•**Vitamin E**: 750 µg
•**Vitamin B12**: 8 µg


Mineralstoffe
•**Zink**: 2,70 mg

•**Natrium**: 296,00 mg
•**Kalium**: 277,00 mg
•**Kalzium**: 27,00 mg
•**Eisen**: 5,12 mg
•**Magnesium**: 36,00 mg

# AUSTERN

**Allgemein**

Austern ist die Bezeichnung für mehrere essbare Arten von
Muscheln. Alle Arten entstammen der Familie der Austern. Hierbei
ist zu erwähnen, dass die Auster eine geringe Nährstoffdichte
aufweist und vorwiegend Protein liefert. Gleichzeitig enthält sie nur
in geringeren Mengen Kohlenhydraten und Fett.
Zudem liefert Austern viele der B Vitamine. Besonders nennenswert
ist da der Vitamin B12 Gehalt. Weiterhin enthalten sie ausreichend
Vitamin E, Vitamin A und Vitamin D. Sie liefert viel Kalium und
Natrium. Vor allem hat sie einen sehr hohe Zink Gehalt. Weite hin
enthalten Austern Eisen, Magnesium und Kalzium.

**Besonderheiten**

Zu den Besonderheiten kann man sagen, dass bei rohem Verzehr
von Austern darauf geachtet werden muss, dass tote Austern zu
einer Vergiftung führen können. Ob die Austern noch leben oder
nicht, kann man dadurch erkennen, wenn die Schale fest
verschlossen ist und wenn der Rand sich beim Berühren mit dem
Messer eindeutig zurückzieht. Man sollte wissen, dass nicht alle
Austernarten zum Verzehr geeignet   sind.

Wichts Reduktion beitragen. Weiterhin zeigt eine Studie, dass
Austern gegen Osteoporose zum Einsatz kommen können. Ebenso
führt der Verzehr von Austern auch zur Krebsprävention

**Makronährstoffe**
Frische Austern liefern 63 Kalorien auf 100  Gramm:
•83,89 Gramm Wasser
•0,00 Gramm Ballaststoffe
•9,00 Gramm Protein
•3,91 Gramm Kohlenhydrate
•1,20 Gramm Fett

**Nennenswerte Mikronährstoffe**
**Vitamine**
•**Vitamin A**: 75 µg
•**Vitamin D**: 8 µg
•**Vitamin E**: 850 µg
•**Vitamin B12**: 14 µg

Mineralstoffe
•**Zink**: 85,00 mg
•**Natrium**: 112,00 mg
•**Kalium**: 229,00 mg
•**Kalzium**: 45,00 mg
•**Eisen**: 6,70 mg

•**Magnesium**: 30,00 mg

# MAKRELEN

**Allgemein**

Makrelen sind Schwarmfische, die in Küstengewässern leben.
Sie sind sehr Protein und fettreich. Außerdem liefern sie keine
Kohlenhydrate oder Ballaststoffe. Auch die Nährstoffdichte ist
moderat. Außerdem liefern Makrelen viel Vitamin D
Auch der Vitamin A und Vitamin E Gehalt ist nennenswert hoch.
Sie liefern viel Kalium. Aber auch die anderen Mineralstoffe sind in
der Makrele vorhanden.

Besonderheiten

Besonders fettreicher Fisch ist reich an Omega 3 Fettsäure. Diese
sind sowohl wichtig für den Körper als auch für die Gehirnfunktion.
Außerdem verringern sie auch das Krankheitsrisiko enorm. Weitere
Studien zufolge führt der regelmäßige Verzehr von Fisch ein
geringeres Risiko für Herzattacken, Schlaganfälle und
Herzkrankheiten.
Probanden, die regelmäßig (1x pro Woche) Fisch verzehren,
reduzieren das Risiko für Herzkrankheiten um 15 %. Fischfett,

insbesondere aber Docosahexaensäure (kurz: DHA), ist wichtig für das Gehirn und die Augen. Außerdem trägt der regelmäßige Verzehr von Fischen zu einer verbesserten kognitiven Leistung bei. Ebenfalls zeigt es positive Eigenschaften gegenüber Depression, bei bipolaren Störungen und bei  Kindern

**Makronährstoffe**
Atlantische Makrelen liefern 205 Kalorien auf 100  Gramm:
•63,55 Gramm Wasser
•0,00 Gramm Ballaststoffe
•18,60 Gramm Protein
•0,00 Gramm Kohlenhydrate
•13,89 Gramm Fett

**Nennenswerte Mikronährstoffe**
**Vitamine**
•**Vitamin C**: 0,40 mg
•**Vitamin A**: RAE: 50 µg
•**Vitamin A**: IU: 167
•**Vitamin K**: 5 µg
•**Vitamin D**: 16,1 µg
•**Vitamin D**: 643 IU
•**Vitamin E**: 1,52 mg

Mineralstoffe
•**Zink**: 0,63 mg
•**Natrium**: 90,00 mg
•**Kalium**: 314,00 mg
•**Kalzium**: 12,00 mg
•**Eisen**: 1,63 mg
•**Magnesium**: 76,00 mg

# KABELJAU

**Allgemein**

Der atlantische Kabeljau ist ein Meeresfisch, der in Teilen des Nordatlantiks und des Nordpolarmeers verbreitet ist. Dorsche werden die in der Ostsee lebenden Populationen genannt. Kabeljau ist sehr proteinreich. Es liefert fast kein Fett, keine Kohlenhydrate und Ballas Stoffe. Zudem ist der Wassergehalt hoch, dementsprechend fällt die Nährstoffdichte gering aus. Darüber hinaus liefert Kabeljau Vitamin D, Vitamin E und Vitamin A und viel Kalium. Aber auch die anderen Mineralstoffe sind in dem Kabeljau reichlich vorhanden.

**Besonderheiten**

Kabeljau fungiert auch als gute Quelle für Vitamin D. Ein Mangel an Vitamin D kann schwerwiegende Folgen haben, das es das Krebs- und Diabetesrisiko erhöht. Ferner trägt der regelmäßige Verzehr von Fisch zur Aufrechterhaltung der Gesundheit  bei. In einer Meta – Analyse wird dem regelmäßigen Verzehr von Fisch ebenfalls positive Eigenschaften zugesprochen. Vor allem gegenüber dem Schlaganfallrisiko.

In einer Untersuchung wurde beobachtet, dass der Verzehr von Kabeljau erheblich zum
Gewichtsverlust beitrug. Darüber hinaus fördert der hohe Proteingehalt die Sättigung,

**Makronähstoffe**
•81,22 Gramm Wasser
•0,00 Gramm Ballaststoffe
•17,81 Gramm Protein
•0,00 Gramm Kohlenhydrate
•0,67 Gramm Fett

**Nennenswerte Mikronährstoffe**
**Vitamine**
•**Vitamin C**: 1,00 mg
•**Vitamin A**: RAE: 12 µg
•**Vitamin A**: IU: 40
•**Vitamin K**: 0,1 µg
•**Vitamin D**: 0,9 µg
•**Vitamin D**: 36 IU
•**Vitamin E**: 0,64 mg

**Mineralstoffe**
•**Zink**: 0,45 mg
•**Natrium**: 54,00 mg
•**Kalium**: 413,00 mg
•**Kalzium**: 16,00 mg
•**Eisen**: 0,38 mg

•**Magnesium**: 32,00 mg

# ROSENKOHL

**Allgemein**

Rosenkohl ist ein Gemüse, das zur Familie der Brassicaceae gehört. Ebenso wie Brokkoli, Blumenkohl und Grünkohl. Rosenkohl weist einen sehr hohen Wasser– und Ballast- stoffgehalt auf. Diese sorgen für ausreichend Sättigung und können mitunter dabei helfen, das Körpergewicht zu reduzieren. Es ist aber auch zu erwähnen, dass Rosenkohl kein Vitamin D oder Vitamin B12 enthält.

**Besonderheiten**

Rosenkohl als Kreuzblütengewächs hat wie auch Brokkoli, Blumenkohl und Grünkohl einen hohen Gehalt an Antioxidantien und gesundheitsfördernde Eigenschaften. Diese wären: Phytochemikalien, Polyphenole, Vitamin C. Die Mineralstoffe sind für die gesundheitsfördernden Eigenschaften verantwortlich.

Weiterhin enthält Rosenkohl Flavoinoide wie Quercetin und Kaemperfol. Flavoinoide zeigen eine hohe antioxidative Aktivität und besitzt entzündungshemmende Eigenschaf- ten. Dient aber auch gleichzeitig als Schutz gegen Herzkrankheiten und wird als Präventionsmaßnahme gegen Krebs eingesetzt. Man kann sagen, dass Quercetin seinerseits in einer Tierstudie positive Effekte auf den Blutdruck hatte.

**Makronährstoffe**
Im rohen Zustand hat der Rosenkohl auf 100 Gramm 43   Kalorien:
•86,00 Gramm Wasser
•3,80 Gramm Ballaststoffe
•3,38 Gramm Protein
•8,95 Gramm Kohlenhydrate; 2,20 Gramm Zucker

**Nennenswerte Mikronährstoffe**
**Vitamine**
•**Vitamin C**: 85,00 mg
•**Vitamin K**: 177 µg
•**Vitamin A**: 754 IE

**Mineralstoffe**
•**Kalium**: 389,00 mg
•**Zink**: 0,42 mg
•**Kalzium**: 42,00 mg

•**Natrium**: 25,00 mg

# BROKKOLI

**Allgemein**

Brokkoli gehört zur Familie der Kreuzblütengewächse, ebenso wie
Grünkohl, Blumenkohl und Rotkohl. Sowohl der hohe
Ballaststoffanteil, Wassergehalt als auch die niedrige Kaloriendichte
sorgen für ausreichend Sättigung, mindern gleichzeitig das
Hungergefühl und können so helfen abzunehmen.
Der geringe Kohlenhydratanteil und insbesondere der niedrige
Zuckergehalt sorgen für kein Insulin Anstieg; selbst bei großen
Mengen (400 Gramm) ist der Kohlenhydratgehalt noch gering. Der
Eiweißanteil ist bei der Kaloriendichte sehr   hoch.
Zudem enthält Brokkoli kein Vitamin D oder Vitamin B12 aber
liefert Wiederum bei den anderen Vitaminen mehr moderate
Mengen hinzu. Weiterhin liefert Brokkoli viel Kalzium, Zink, Eisen
und wenig Natrium. Der Kaliumgehalt im Brokkoli ist sehr hoch.

**Besonderheiten**

Kreuzblütengewächse, mitunter auch Blumenkohl haben einen hohen Anteil an Phytochemikalien, Polyphenole, Carotinoide, Flavonoide, Quercetin und Antioxidantien, die sich eignen um den Körper von freien Radikalen zu schützen. Zudem befinden sich im Brokkoli wertvolle sekundäre Pflanzenstoffe wie Flavonoide und Glucosinate, denen

Die im Broccoli enthaltene Phytochemikalie Indole-3-Carbinol (I3C) werden den vor Krebs schützen. Diese Erkenntnis wurde in einer Studie festgestellt, indem nach oraler Einnahme von DIM nachgewiesen worden ist, dass dieser die Bildung des „guten" Östrogens (2- hydroxyestrone) fördert und gleichzeitig zu einer Abnahme des „schlechten" Östrogens (16-hydroxyestrone) führt.

**Makronährstoffe**

100 Gramm im rohen Zustand sind 22 kcal:

•3,17 Gramm Protein

•2,85 Gramm Kohlenhydrate; 0,38 Gramm Zucker

•0,49 Gramm Fett

•2,70 Gramm Ballaststoffe

**Nennenswerte Mikronährstoffe**
**Vitamine**
•**Vitamin C**: 20,20 mg
•**Vitamin E**: 1,62 mg
•**Vitamin K**: 224 µg

**Mineralstoffe**
•**Kalzium**: 108,00 mg
•**Natrium**: 33,00 mg
•**Kalium**: 196,00 mg
•**Eisen**: 2,14 mg

•**Zink**: 0,77 mg

# PAPRIKA

**Allgemein**

Paprika gehört zu der Familie der Nachtschattengewächse. Paprika sind vorwiegend in drei Farben vorzufinden, die sie je nach Reife hat. Die grüne Paprika ist unreif, die gelbe im Reifeprozess schon etwas weiter fortgeschritten und die rote Paprika ist voll ausgereift. Dementsprechend ändert sich auch, wie intensiv der Geschmack der Paprika ist. Die grüne hat noch wenig Geschmack, die Gelbe mehr und die rote ist sehr intensiv im Geschmack.

Paprika, unabhängig von der Farbe, hat generell eine niedrige Nährstoffdichte. Der hohe-Ballaststoff – und Wasseranteil führen zu ausreichend Sättigung und können demzufolge helfen erfolgreich abzunehmen.

Unter der Paprika gibt es aber auch Unterschiede bei den Makronährstoffen. Die rote Paprika hat etwas mehr Kalorien als die grüne Paprika, die sich vor allem bei den Kohlenhydraten und insbesondere im Zuckergehalt bemerkbar machen. Zudem zeichnet sich die Paprika vor allem durch den hohen Gehalt an Vitamin C aus und hat vor allem einen hohen Gehalt an Kalium.

**Besonderheiten**

Paprika ist wie auch andere Gemüsesorten reich an Antioxidantien. Insbesondere der Hohe

Tierstudie positive Effekte auf den Blutdruck.

**Nennenswerte Makronährstoffe**

|  | Grüne Paprika | Gelbe Paprika | Rote Paprika |
|---|---|---|---|
| **Kalorien** | 20 kcal | 27 kcal | 31 kcal |
| **Protein** | 0,86 g | 1,00 g | 0,99 g |
| **Kohlenhydrate** | 4,64 g | 6,32 g | 6,03 g |
| **davon Zucker** | 2,40 g | 3,10 g | 4,20 g |
| **Fett** | 0,17 g | 0,21 g | 0,30 g |
| **Ballaststoffe** | 1,70 g | 0,90 g | 2,10 g |
| **Zucker** | 93,89 g | 92,02 g | 92,21 g |

**Nennenswerte Mikronährstoffe**
**Vitamine**

|  | Grüne Paprika | Gelbe Paprika | Rote Paprika |
|---|---|---|---|
| **Vitamin C** | 80,40 mg | 183,50 mg | 127,70 mg |
| **Vitamin B6** | 0,224 mg | 0,168 mg | 0,291 mg |
| **Vitamin B12** | 0,00 mg | 0,00 mg | 0,00 mg |
| **Vitamin A** | 18,00 RAE | 10,00 RAE | 157 RAE |
| **Vitamin D** | 0,00 mg | 0,00 mg | 0,00 mg |
| **Thiamin** | 0,057 mg | 0,028 mg | 0,054 mg |
| **Riboflavin** | 0,028 mg | 0,025 mg | 0,085 mg |
| **Vitamin K** | 7,4 µg | n. A. | 4,9 µg |
| **Vitamin E** | 0,37 mg | 2,52 mg | 1,58 mg |

**Grüne Paprika**              **Gelbe Paprika Rote Paprika**

| | | | |
|---|---|---|---|
| **Kalzium** | 10,00 mg | 11,00 mg | 7,00 mg |
| **Eisen** | 0,34 mg | 0,46 mg | 0,43 mg |
| **Magnesium** | 10,00 mg | 12,00 mg | 12,00 g |
| **Kalium** | 175,00 mg | 212,00 mg | 211,00 mg |
| **Natrium** | 3,00 mg | 2,00 mg | 4,00 mg |
| **Zink** | 0,13 mg | 0,17 mg | 0,25 mg |

# TOMATE

**Allgemein**

Die Tomate ist eine Pflanzenart aus der Familie Nachtschattengewächse.  Tomaten liefern gerade einmal 18 Kalorien auf 100 Gramm. Der hohe Wassergehalt sorgt für vorübergehende Sättigung. Dies kann bei Diäten zur Gewichtsabnahme führen.
Zudem ist der Kalium Gehalt in Tomaten sehr hoch.

**Besonderheiten**

Tomaten enthalten Lycopin, ein Carotinoid - Pigment, das seinerseits verantwortlich ist für die rote Farbe der Tomaten. Lypocin ist ein starker Antioxidant und könnte das Krebsrisiko bei vielen Organen mindern und insbesondere auch das Wachstum von Tumoren. In der Chemoprävention wird es vorbeugend vor anderen Kranken wie Herzkreislauferkrankungen, männliche Unfruchtbarkeit, Osteoporose und das unterbindet andere toxische Stoffe. Zudem wurde In einer Tierstudie nachgewiesen, dass Lycopin möglicherweise positive Effekte auf das Skelettsystem habe.
Ebenso eignet sich der Gehalt an Antioxidantien gut um den Körper vor freien Radikalen
zu schützen. Einige Forscher wünschen sich in dem Bereich aber noch mehr Studien an
Die cis – Formen haben eine höhere Bioverfügbarkeit für den menschlichen Körper als die trans – Formen. Die in der Tomate

enthaltenen α-Tomatine zeigen in Studien ebenfalls positive Effekte als Mittel bei entzündungsbedingten Krankheiten. Ebenso kann es gegen Leukämie helfen. α-Tomatin ist ein Glykoalkaloid und kommt aus der Gruppe der Solanum-Alkaloide.
In einer Studie an Menschen zeigte eine wöchentliche Aufnahme von 10 Portionen Tomaten eine Verringerung von Prostatakrebs um 18%.

**Makronährstoffe einer Rispentomate**
Kaloriengehalt 18 auf 100 Gramm:
•94,52 Gramm Wasser
•0,88 Gramm Protein
•3,89 Gramm Kohlenhydrate; Zucker 2,63 Gramm
•0,20 Gramm Fett
•1,20 Gramm Ballaststoffe


**Nennenswerte Mikronährstoffe**
**Vitamine**
•**Vitamin C**: 13,70 mg
•**Vitamin A**: 833 IE
•**Vitamin K**: 7,9 µg

Mineralstoffe
•**Natrium**: 5,00 mg
•**Kalium**: 237,00 mg

•**Magnesium**: 11,00 mg

# SPINAT

**Allgemein**

Der Spinat hat sehr hohes Wasser und Ballaststoffanteil, die für ausreichend Sättigung sorgen und mitunter dabei helfen können, Körpergewicht zu reduzieren. Für die Kaloriendichte liefert der Spinat mit 2,86 Gramm Protein auch viel Protein.

Man muss aber sagen, dass er kein Vitamin D liefert. Dafür aber in hohen Mengen Vitamin A, E und K. Allerdings handelt es sich bei den Vitaminen um fettlösliche Vitamine, daher sollte Spinat mit Fett aufgenommen werden. Weiterhin liefert der Spinat alle B – Vitamine außer Vitamin B12.

Darüber hinaus liefert Spinat bei den Mineralstoffen hohe Mengen an Kalzium, Zink, Natrium und insbesondere Kalium. Daneben liefert er noch Kuper und geringe Mengen an Substanzen wie Arsen, Jod oder Kobalt.

**Besonderheiten**

Spinat und Eisen – Spinat wird bei manchen Quellen immer noch als wahre Eisenbombe angesehen. Allerdings ist anzumerken, dass die Behauptung, auf einem Fehler in der Analyse des Lebensmittels beruht. Dort wurde anstelle des rohen, frischen Spinats, getrockneter Spinat genommen, der eine wesentliche höhere Kalorien – und Mikronährstoffdichte

Land wächst. Verringern lässt sich dieses durchs Blanchieren. Der Nachteil des Blanchierens ist wiederum, dass der Spinat bei dem Verfahren einen vorhandenen Anteil wasserlöslicher Besthandteile – wie beispielsweise wasserlösliche Vitamine aus dem Spinat austreten. Gerade längeres Blanchieren führt zu einem solchen Verlust. In einer Studie zeigte Nitrat positive Effekte für Sportler. Allerdings gibt es auch Studien, die Ni- trat keine Leistungssteigerung nachsagen.

Spinat zeigt dennoch eine hohe antioxidative Kapazität, Polyphenole und Flavonoide. Flavonoide werden ebenfalls eine hohe antioxidative Aktivität, ein Schutz gegen Herzkrankheiten, entzündungshemmende Eigenschaften nachgesagt sowie als Präventionsmaßnahme gegen Krebs eingesetzt Antioxidantien eignen sich gut um den Körper vor freien Radikalen zu schützen.

**Makronährstoffe**

Im rohen Zustand 23 Kalorien auf 100 Gramm:
•91,40 Gramm Wasser
•2,86 Gramm Protein
•3,63 Gramm Kohlenhydrate; 0,42 Gramm Zucker
•0,39 Gramm Fett
•2,20 Gramm Ballaststoffe
**Nennenswerte Mikronährstoffe**
**Vitamine**
•**Vitamin C**: 28,10 mg
•**Vitamin A**: 469 µg (RAE)

•**Vitamin K**: 482,9 µg

•**Vitamin E**: 2,03 mg

# ZWIEBELN

**Besonderheiten**

Zwiebeln liefern einen hohen Anteil an Antioxidantien, Phenole, Quercetin und Flavonoide. Antioxidantien eignen sich gut um den Körper von freien Radikalen zu schützen.

Flavonoide wird ebenfalls eine hohe antioxidative Aktivität, ein Schutz gegen Herzkrankheiten und entzündungshemmende Eigenschaften nachgesagt, sowie als Präventionsmaßnahme gegen Krebs eingesetzt. Quercetin verbessert das antioxidative Potential, führt in einer weiteren Studie bei Tieren zu positiven Effekten auf den  Blutdruck

Eine neue Studie zeigt, dass Zwiebeln und/oder Knoblauch zu rohen oder gekochten Cerealien verzehrt, die Resorption der darin enthaltenen Mineralstoffe Eisen (+70 %) und Zink (+160 %) drastisch verbessern. Rote Zwiebeln verfügen – wie alle Zwiebeln – über einen gewissen Schärfegrad. Das liegt an ihrem hohen Gehalt an Isoalliin, einer Schwefel-

Sulfide, die auch für den Geruch und die Schärfe verantwortlich sind. Sulfide sind Schwefelverbindungen, die - zahlreiche Untersuchungen belegen dies - antikanzerogene Effekte haben, also krebsvorbeugend sind. Zwiebeln wirken zudem antioxidativ, indem sie die vom Körper beim Stoffwechsel gebildeten freien Radikale neutralisieren.

**Makronährstoffe**

Im rohen Zustand liefern 100 Gramm Zwiebeln:

- 40 Kalorien
- 1,10 Gramm Protein
- 9,34 Gramm Kohlenhydrate
- 4,24 Gramm Zucker
- 0,10 Gramm Fett
- 1,70 Gramm Ballaststoffe

**Nennenswerte Mikronährstoffe**
**Mineralstoffe**
- **Kalzium**: 23,00 mg
- **Eisen**: 0,21 mg
- **Magnesium**: 10,00 mg
- **Kalium**: 146,00 mg

•**Natrium**: 4,00 mg
•**Zink**: 0,17 mg

Vitamine
•**Vitamin C**: 7,40 mg
•**Vitamin K**: 0,40 µg
•**Vitamin E**: 0,02 mg

•**Vitamin B6**: 0,12 mg

# BROMBEEREN

**Allgemein**

wenig Fett und Eiweiß. Vorhanden ist sehr hoher Wasser – und Ballaststoffgehalt und die- se sorgen für ausreichend Sättigung und können mitunter dabei helfen, Körpergewicht zu reduzieren Der glykämische Index ist mit 33 sehr gering. Die glykämische Last mit 2,97 auch. Brombeeren liefern vor allem aber auch Vitamin C und sehr viel Kalium, bei gleichzeitig wenig Natrium. Auch die anderen Mineralstoffe sind in Brombeeren vorhanden.

**Besonderheiten**

Brombeeren haben antioxidatives Potenzial und einen hohen Gehalt an Phenolen. Sie enthalten weiterhin Flavonoide wie zum Beispiel Rutin, Catechin oder Quercetin.

Flavonoide werden ebenfalls eine hohe antioxidative Aktivität, ein Schutz gegen Herzkrankheiten, entzündungshemmende Eigenschaften nachgesagt. Sie dienen auch als Präventionsmaßnahme gegen Krebs. kognitiven Leistung. In einer weiterer Studie verbesserte der Verzehr von Brombeeren die Insulinsensivität und führte zu einer Verbesserung des

Cholesterinspiegels, indem sowohl das LDL – Cholesterin, als auch
die Triglyceride   abnahmen.


**Makronährstoffe**
Im rohen Zustand 43 Kalorien auf 100 Gramm:
•86,00 Gramm Wasser
•3,20 Gramm Ballaststoffe
•1,20 Gramm Protein
•6,20 Gramm Kohlenhydrate (davon sind 2,70 Gramm Zucker)
•1,00 Gramm Fett


Nennenswerte Mikronährstoffe
Vitamine
•**Vitamin C**: 17,00 mg
•**Vitamin E**: 0,60 mg
•**Vitamin B1**: 0,03 mg
•**Vitamin B2**: 0,04 mg
•**Vitamin B6**: 0,05 mg

**Mineralstoffe**
•   **Salz**: 0,0051 g
•**Eisen**: 0,90 mg
•**Zink**: 0,20 mg
•**Magnesium**: 30,00 mg
•**Kalium**: 190,00 mg

•**Kalzium**: 44,00 mg

# SAUERKRAUT

**Allgemein**

Sauerkraut in einer Konserve hat eine geringe Kaloriendichte. Der Wasser – und Ballaststoffanteil ist sehr hoch und kann bei der Gewichtsreduzierung unterstützend wirken. Der hohe Natrium Anteil im Sauerkraut ist in diesem Fall vor allem durch die Konservierung begründet. Sauerkraut liefert vor allem Vitamin C. In geringen Mengen sind Vitamin E, A, K sowie Vitamin B6 enthalten.

**Besonderheiten**

Sauerkraut zeigt antioxidative Aktivität, insbesondere durch die darin enthaltenen Phenole. Antioxidantien schützen den Körper vor freien Radikalen und leisten einen Beitrag zu Aufrechterhaltung der Gesundheit.

Untersuchungen zeigen, dass in einem Sauerkraut mit etwas
Knoblauch, Pfeffer und nicht jodiertem Natriumchlorid mehr
Vitamin K, Kupfer, Zink und Protein vorzufinden war als in einem
herkömmlichen Sauerkraut. Die salzreduzierten Sauerkräuter zeigt
weiterhin die Anwesenheit von Flavonoiden und einen hohen Gehalt
an Phenolen.
Sauerkraut zählt zu den ältesten Gerichten und hat eine
antikarzogene Wirkung, zeigt aber
auch bei zu hohen Einnahmen, dass Durchfall entstehen könnte.
Zieht man wiederum letztendlich einer gesunden Darmflora bei und
schützen gegen viele Krankheiten des Verdauungstraktes.

**Makronährstoffe**
100 Gramm Sauerkraut in Konserven liefern:
•19 Kalorien
•0,91 Gramm Protein
•4,28 Gramm Kohlenhydrate; 1,78 Gramm Zucker
•0,14 Gramm Fett
•2,90 Gramm Ballaststoffe
•92,52 Gramm Wasser


**Nennenswerte Mikronährstoffe**
**Mineralstoffe**
•**Kalzium**: 30,00 mg
•**Eisen**: 1,47 mg
•**Magnesium**: 13,00 mg
•**Kalium**: 170,00 mg
•**Natrium**: 661,00 mg
•**Zink**: 0,19 mg


**Vitamine**
•**Vitamin C**: 14,70 mg

•**Vitamin A**: 18 IE
•**Vitamin K**: 13 µg
•**Vitamin B6**: 0,13 mg

•**Vitamin E**: 0,14 mg

# ROTE BETE

**Allgemein**

Die rote Beete ist eine enge verwandte von Mangold und der
Zuckerrübe. Sie stammt von der Wildbeete und der wilden Rübe ab.
Rote Beete wachsen an krautigen Pflanzen mit einem bis zu 1,5m
hohen Blütenstand. Die Frucht kann bis zu 600g schwer werden und
hat eine birnenförmige bis runde Form.
Sie weist sehr hohes Wasser – und Ballaststoffgehalt auf. Diese
sorgen für ausreichend Sättigung und können mitunter dabei helfen,
Körpergewicht zu reduzieren
Zudem liefert Rote Beete im rohen Zustand Vitamin C und alle B
Vitamine bis auf Vitamin B12 und hat einen hohen Kalium Gehalt.
Der Natriumgehalt erhöht sich stark sobald die rote Beete in einer
Konserve gekauft wird. Dort wird Natrium zugesetzt. Darüber
hinaus enthält Rote Beete ebenfalls Zink.

**Besonderheiten**

Betanin lautet die Substanz, der rote Beete hauptsächlich seine
grelle Farbe zu verdanken hat und zählt zur Gruppe der Betalaine.
Der isolierte Farbstoff trägt die Bezeichnung   E

Saftkonzentrate aus roten Rüben, gelten in der Lebensmittelindustrie als „färbende Lebensmittel" für die keine E-Nummer erforderlich ist. Mit Betanin werden auch Fruchtzubereitungen, Molkereiprodukte, Süßigkeiten, Marmeladen und viele weitere Lebensmit-

Rote Beete hat ebenfalls einen hohen Nitrat Gehalt

Das in rote Beete enthaltene Nitrat sorgt in einer Studie für eine bessere Performance bei Läufern; Forscher fügen hinzu, dass Verbesserung durch Nitrat nur bei dem Nitrat im Gemüse auftritt und nicht bei einfachem Nitrat

**Makronährstoffe**

Im rohen Zustand 43 Kalorien auf 100 Gramm:

•87,58 Gramm Wasser

•2,80 Gramm Ballaststoffe

•1,61 Gramm Protein

•9,56 Gramm Kohlenhydrate; 6,76 Gramm Zucker

•0,17 Gramm Fett

**Nennenswerte Mikronährstoffe**

**Vitamine**

•**Vitamin C**: 4,90 mg

•**Vitamin A**: IU: 33 IU

•**Vitamin K**: 0,2 µg

•**Vitamin E**: 0,04 mg

•**Vitamin B6**: 0,067 mg

**Mineralstoffe**

•**Zink**: 0,35 mg

•**Sodium**: 78,00 mg

•**Kalzium**: 16,00 mg

•**Kalium**: 325,00 mg

•**Magnesium**: 23,00 mg

# SELLERIE

**Allgemein**

Sellerie im rohen Zustand liefert vor allem Kalium. Auch der Natrium Gehalt ist in Sellerie hoch. Es sind auch andere Mineralstoffe in moderaten Mengen   enthalten.

Zudem liefert Sellerie moderate Mengen an Vitamin K und E. Der Vitamin C Gehalt ist allerdings sehr gering. Vitamin A und Vitamin D Wiederum sind nicht m Sellerie   enthalten.

**Besonderheiten**

Sellerie enthält Antioxidantien sowie Phenole und Flavonoide (Kaempferol). Sie sind dazu da, den Körper vor freien Radikalen zu schützen. Flavonoide werden ebenfalls eine hohe antioxidative Aktivität nachgesagt. darüber hinaus bieten sie Schutz gegen Herzkrankheiten. Sie besitzen auch entzündungshemmende Eigenschaften und werden als Präventionsmaßnahme gegen Krebs eingesetzt.

Bei der Verarbeitung verliert Sellerie einen Anteil seiner
Gesamtphenole und büßt antioxidative Kapazität ein
•Kochen: antioxidative Kapazität 40,6 %; Gesamtphenole 41,2 %
•Blanchieren: antioxidative Kapazität 21 %; Gesamtphenole 37,8 %

**Makronährstoffe**
•42 Kalorien
•1,50 Gramm Protein
•9,20 Gramm Kohlenhydrate; 1,60 Gramm Zucker
•0,30 Gramm Fett
•1,80 Gramm Ballaststoffe

**Nennenswerte Mikronährstoffe**
**Mineralstoffe**

•**Kalzium**: 43,00 mg
•**Eisen**: 0,70 mg
•**Magnesium**: 20,00 mg
•**Kalium**: 300,00 mg
•**Natrium**: 100,00 mg
•**Zink**: 0,33 mg

**Vitamine**
•**Vitamin C**: 8,00 mg
•**Vitamin K**: 41 µg
•**Vitamin B6**: 0,165 mg

•**Vitamin E**: 0,36 mg

# BLUMENKOHL

**Allgemein**

Blumenkohl ist ein Gemüse, das zur Familie der Brassicaceae gehört. Ebenso wie Brokkoli und Grünkohl, zudem auch Rosenkohl und Rotkohl.

Blumenkohl liefert gerade einmal 25 Kalorien auf 100 Gramm. Der Eiweißgehalt ist im Verhältnis zur Kaloriendichte hoch. Das hohe Wasser – und Ballaststoffanteil sorgt für ausreichend Sättigung und kann bei Diäten für Sättigung und Gewichtsabnahme führen. Allerdings liefert Blumenkohl kein Vitamin A oder Vitamin D. Besonders hervorzuheben ist der hohe Gehalt an Kalium. Andere Mineralstoffe sind in geringen bis moderates Mengen enthalten.

**Besonderheiten**

Kreuzblütengewächse, mitunter auch Blumenkohl haben einen hohen Anteil an Phytochemikalien, Polyphenole, Carotinoide, Flavonoide, Quercetin und Antioxidantien. Der hohe Gehalt an Antioxidantien eignet sich gut, um den Körper vor freien Radikalen zu schützen.

Beim Kochen sollte man bedenken, das sin die Kreuzblutgewächse in kochendem Wasser und beim Blanchieren in Wasser viele ihrer Mineralien verlieren und Phytochemikalien.
Jedoch bei Dampfbehandlungen (blanchieren und kochen) am wenigsten. Höchste Anti- oxidative Kapazitäten sind beim frischen, rohen Blumenkohl (68,91%), gefolgt vom Blanchieren im Dampf, kochen im Dampf, pfannengerührtem und dem in der Mikrowelle zu- bereiteten Blumenkohl vorhanden (61.83%, 59.15%, 58.93% und   58.24%).

**Makronährstoffe**
Kaloriengehalt 25 Kalorien auf 100 Gramm:
•1,92 Gramm Protein
•0,28 Gramm Fett
•4,97 Gramm Kohlenhydrate; 1,91 Gramm Zucker
•2,00 Gramm Ballaststoffe

**Nennenswerte Mikronährstoffe**
**Vitamine**
•Vitamin C :48,20 mg
•Vitamin K :15,5 µg
•Vitamin E: 0,08 mg

**Mineralstoffe**
•**Kalzium**: 22,00 mg
•**Eisen**: 0,42 mg
•**Magnesium**: 15,00 mg
•**Kalium**: 299,00 mg
•**Natrium**: 30,00 mg

•**Zink**: 0,27 mg

# FELDSALAT

**Allgemein**

Feldsalat ist eine Pflanzengattung, die zur Unterfamilie der Baldriangewächse, innerhalb der Geißblattgewächse gehört. Etwa 80 Arten gehören zu dieser Gattung. Der gewöhnliche Feldsalat ist die bekannteste Art.

100 Gramm Feldsalat liefern so gut wie gar keine Kalorien. Dementsprechend sind sehr wenig Kohlenhydrate und Fett enthalten. Wenn man einen Makronährstoff hervorhebt, dann ist es der Proteingehalt. Aber auch dieser ist im Vergleich zu anderen Lebensmitteln eher gering. Das hohe Wasser – und Ballaststoffanteil des Feldsalates kann sättigend wirken und dabei helfen, Körpergewicht zu reduzieren.

Feldsalat liefert vor allem Vitamin C. Nennenswert ist auch der Vitamin A Gehalt. Die an- deren Vitamine sind in moderaten bis geringen Mengen enthalten. Feldsalat liefert vor allem Kalium. Das Natrium/Kalium-Verhältnis ist stärker zum Kalium orientiert.

Nennens- wert sind auch die Mengen an Magnesium, Eisen und Zink. Andere Mineralstoffe sind in moderaten bis wenigen Mengen enthalten.

**Besonderheiten**

Feldsalat enthält Antioxidantien und Polyphenole. Beide leisten einen großen   Beitrag

Nitrat muss aus Sportlersicht nicht gerade schlecht sein. Es gibt Studien, die Nitrat positive Wirkungen auf die Leistung nachsagen. Allerdings gibt es auch Gegenstudien, die mit Nitrat keine Verbesserung der Leistung in Verbindung brachten.

**Makronährstoffe**

Im rohen Zustand 18 Kalorien auf 100 Gramm:
- 94,00 Gramm Wasser
- 1,80 Gramm Ballaststoffe
- 1,80 Gramm Protein
- 0,80 Gramm Kohlenhydrate; 0,70 Gramm Zucker
- 0,40 Gramm Fett

**Nennenswerte Mikronährstoffe**
**Vitamine**
- **Vitamin C**: 35,00 mg
- **Vitamin A**: 0,65 mg
- **Vitamin E**: 0,60 mg
- **Vitamin B1**: 0,06 mg
- **Vitamin B2**: 0,08 mg
- **Vitamin B6**: 0,25 mg

Mineralstoffe
- **Salz**: 0,0102 g
- **Eisen**: 2,00 mg
- **Magnesium**: 13,00 mg

•**Zink**: 0,30 mg
•**Kalium**: 421,00 mg
•**Kalzium**: 35,00 mg

# MÖHREN

**Allgemein**

Möhren gehören zu Gattung der Doldenblütler. Sie haben eine geringe Kaloriendichte. Allerdings setzen sich die Kalorien vorwiegend aus Kohlenhydraten zusammen, dessen Menge bei großen Mengen nicht außer Acht gelassen werden sollte. Gerade bei Diäten. Dabei enthalten Möhren sehr geringe Mengen Protein und Fett.

Darüber hinaus haben Möhren den höchsten Anteil an Vitamin A. Vitamin K ist ebenfalls in einer hohen Dosis enthalten. Möhren liefern andere Vitamine in moderaten Mengen. Gerade deshalb empfiehlt sich, bei dem essen von Möhren immer die Zugabe von Fett, da es sich bei vielen der Vitamine um fettlösliche Vitamine handelt. Möhren enthalten vor allem Kalium. Liefern aber auch Zink, Natrium, Kalzium und   Magnesium.

**Besonderheiten**

Neben den genannten Vitaminen und Mineralstoffen, haben Möhren einen hohen Gehalt an Beta Carotin. Beta Carotin gilt als Vorstufe von Vitamin A (Retinol= und wird schließlich zu diesem umgewandelt. Beta Carotin ist ein Antioxidant, welches den Körper

vor freien Radikalen schützt. Antioxidantien stärken das
Immunsystem
mindern das Risiko für Krebs und Herz – Kreislauf – Erkrankungen.
Eine weitere Studie bestätigt die Notwendigkeit der Bearbeitung von
Möhren für die Steigerung der Bioverfügbarkeit der Beta Carotine.
Die Lagerung von Möhren führt zu einer Reduktion des Vitamin C
Anteils um 47% und bei Beta Carotin um durchschnittlich 11%.

**Makronährstoffe**
Im rohen Zustand 41 Kalorien auf 100 Gramm:
•88,29 Gramm Wasser
•2,80 Gramm Ballaststoffe
•0,93 Gramm Protein
•9,58 Gramm Kohlenhydrate; 4,74 Gramm Zucker
•0,24 Gramm Fett

**Nennenswerte Mikronährstoffe**
**Vitamine**
•**Vitamin C**: 5,90 mg
•**Vitamin A**: RAE: 835μg
•**Vitamin A**: IU: 16706 IU
•**Vitamin K**: 13,2 μg
•**Vitamin B6**: 0,138 mg
•**Vitamin E**: 0,66 mg

**Mineralstoffe**
•**Zink**: 0,24 mg
•**Natrium**: 69,00 mg
•**Kalzium**: 33,00 mg
•**Kalium**: 320,00 mg

•**Magnesium**: 12,00 mg

# RUCOLA

**Allgemein**

Rucola werden verschiedene Pflanzenarten in der Familie der Kreuzblütengewächse genannt. Rucola wird meistens als Salatpflanze angebaut.

Rucola zählt zu den kalorienarmen Lebensmitteln. Die Nährstoffdichte ist sehr gering. Der Kohlenhydratanteil und der Proteinanteil sind etwas höher als der Fettanteil. Rucola liefert eine gute Menge an Ballaststoffen und hat einen hohen Wasseranteil. Beides kann Sättigung hervorrufen.

Zudem liefert er vor allem Vitamin C. darüber hinaus viel Kalium, Kalzium, Zink, Magnesium und Eisen. Natrium und Kupfer sind ebenfalls im Rucola enthalten. Dabei ist anzumerken, dass Natrium/Kalium – Verhältnis eindeutig aufseiten des Kaliums liegt.

**Besonderheiten**

Rucola ist reich an Antioxidanten und vor krebsschützenden Stoffen, wie Glucosinolate oder Flavonoide. Dies beinhaltet Flavonole, Kaempferol und Quercetin Querceti ist ein sehr starkes Antioxidant, das vor vielen Krankheiten (Osteoporose, Herz – Krankheiten oder Formen von Krebs) schützt. In einer Tierstudie hat sich herausgestellt, dass Quercetin einen positiven Effekt auf den Blutdruck hat. Kaempferol ist ebenfalls negativ sein. In Studien an Sportlern wird Nitrat mit einer Leistungsverbesserung in Verbindung gebracht. Wohingegen es dazu auch Gegenstudien gibt.

**Makronährstoffe**
Frisch und im unverarbeiteten Zustand 27 Kalorien auf 100 Gramm:
•92,00 Gramm Wasser
•1,60 Gramm Ballaststoffe
•2,60 Gramm Protein
•2,10 Gramm Kohlenhydrate; 1,70 Gramm Zucker
•0,70 Gramm Fett

**Nennenswerte Mikronährstoffe**
**Vitamine**
•**Vitamin C**: 62,00 mg
•**Vitamin E**: 1,00 mg
•**Vitamin B1**: 0,04 mg
•**Vitamin B2**: 0,09 mg
•**Vitamin B6**: 0,07 mg

**Mineralstoffe**
•**Zink**: 0,40 mg
•        **Salz**: 0,0686 g
•**Kalium**: 369,00 mg
•**Kalzium**: 160,00 mg
•**Eisen**: 1,50 mg

•**Kupfer**: 0,10 mg

•**Magnesium**: 34,00 mg

# SPARGEL

**Allgemein**

Spargel ist eine Pflanzengattung in der Familie der Spargelgewächse und zugleich ein kalorienarmes Lebensmittel. Er liefert kaum Eiweiß und Kohlenhydrate und fast kein Fett. Der Ballaststoff – und Wasseranteil ist sehr hoch.

Spargel liefert hohe Mengen Vitamin C, Vitamin E, Vitamin K und Vitamin A. Ebenfalls sind viele der B Vitamine im Spargel enthalten. Spargel liefert hohe Mengen an Kalium, bei gleichzeitig geringen Mengen Natrium. Die anderen Mineralstoffe sind ebenfalls in Anteilen enthalten.

**Besonderheiten**

Spargel zeigt antioxidatives Potenzial und antienzündliche Eigenschaften, hervorgerufen durch den Gehalt an Phenolen und Flavonoiden. Enthaltene Antioxidantien eignen sich gut um den Körper vor freien Radikalen zu schützen. Flavonoiden wird ebenfalls ein Schutz gegen Herzkrankheiten sowie entzündungshemmende Eigenschaften nachgesagt. Sie dienen zudem als Präventionsmaßnahme gegen   Krebs.

Studien zeigen, dass Spargel möglicherweise diuretische Wirkungen aufweist. In einer

Tierstudie trat eine solche Wirkung ab einer Menge von 3200mg/kg auf.  Ebenfalls

## Makronährstoffe
•1,40 Gramm Ballaststoffe
•1,90 Gramm Protein
•2,04 Gramm Kohlenhydrate; 2,04 Gramm Zucker
•0,14 Gramm Fett

## Nennenswerte Mikronährstoffe
## Vitamine

•**Vitamin C**: 19,89 mg
•**Vitamin E**: 2027 µg
•**Vitamin K**: 40 µg
•**Vitamin A**: 87 µg


## Mineralstoffe
•**Zink**: 0,40 mg
•**Sodium**: 4,00 mg
•**Kalzium**: 26,00 mg
•**Magnesium**: 18,00 mg
•**Kalium**: 203,00 mg

•**Eisen**: 0,65 mg

# EISBERG

**Allgemein**

Eisbergsalat werden mehrere Sorten des Gartensalats mit fest geschlossenen Köpfen genannt. Sie gehören zur Crisphead – Gruppe.

Der Eisbergsalat ist ein kalorienarmes Lebensmittel. Er liefert kaum Fett und Eiweiß und ein wenig Kohlenhydrate. Zudem hat er ein sehr hohes Wasser – und Ballaststoffgehalt. Diese sorgen für eine ausreichende Sättigung. Der Vitamin A Gehalt ist in Eisbergsalaten nennenswert. Er liefert moderate Mengen Vitamin C, Vitamin K und Folsäure. Die anderen Vitamine sind in moderaten bis geringen

Mengen enthalten. Eisbergsalat liefert vor allem hohe Mengen an
Kalium. Das Natrium/Kalium-Verhältnis liegt eindeutig aufseiten
des Kaliums. Ebenfalls enthält er Eisen, Zink, Magnesium, Kalzium
und Natrium.

**Besonderheiten**
Eisbergsalat weist eine antioxidative Aktivität auf und enthält
Phenole. Beide tragen zur Aufrechterhaltung der Gesundheit bei und
ihnen werden positive Eigenschaften gegenüber Krankheiten,
Entzündungen und oxidative Eigenschaften nachgesagt. In einer
Studie wurde der Phenolgehalt und die antioxidative Aktivität des
Eisbergsalates und deren Veränderungen im Laufe der Lagerung
untersucht. Auffällig war, dass der Kern am Anfang der Lagerung
einen Phenolgehalt hatte, der 4,5 bzw. 4,2mal so hoch war wie der
auch die Antioxidative Aktivität anfangs an, sanken dann aber
wieder während der Lagerung ab. Eisbergsalat enthält zudem auch
Folsäure und Nitrat.
Eine Studie zeigte, dass die Verarbeitung der untersuchten Gemüse
und Salate mit dem Blanchieren, Abwaschen und Kochen sank.
Nitrat muss aus Sportlersicht nicht gerade schlecht sein. Es
existieren Studien, die Nitrat positive Wirkungen hinsichtlich der
Leistung nachsagen. Allerdings existieren auch Gegenstudien, die
mit Nitrat keine Verbesserung der Leistung in Verbindung bringen.

**Makronährstoffe**
Im rohen Zustand 14 Kalorien auf 100 Gramm:
•95,64 Gramm Wasser
•1,20 Gramm Ballaststoffe
•0,90 Gramm Protein
•2,97 Gramm Kohlenhydrate; 1,97 Gramm Zucker
•0,14 Gramm Fett

**Nennenswerte Mikronährstoffe**
**Vitamine**

•Vitamin C: 2,80 mg
•Vitamin A, RAE: 25 µg
•Vitamin A, IU: 502 IU
•Vitamin K: 24,1 µg
•Vitamin E: 0,18 mg
•Folsäure: 29 µg


**Mineralstoffe**
•**Zink**: 0,15 mg

•**Sodium**: 10,00 mg

# MANGOLD

**Allgemein**

Mangold ist eine Gemüsepflanze. Sie gehört zur Unterfamilie der Betoideae in der Familie der Fuchsschwanzgewächse.

Mangold ist ein kalorienarmes Lebensmittel. Er liefert kaum Fett und Eiweiß und ein wenig Kohlenhydrate. Es hat einen sehr hohen Wasser – und Ballaststoffgehalt, die für aus- reichend Sättigung sorgen. darüber hinaus liefert es sehr viel Vitamin A, Vitamin E und Vitamin K. Bei diesen Vitaminen handelt es sich um fettlösliche Vitamine. Deswegen empfiehlt es sich die Aufnahme mit Fett, für eine optimale Absorption. Zudem liefert Mangold sehr viel Kalzium und Natrium. Auch die Mengen an Zink und Eisen sind nennenswert hoch.

**Besonderheiten**

In einer Studie in den Mangold analysiert worden ist, zeigte sich antioxidative Aktivität durch Phenole und Flavonoide. Auffällig war vor allem der Gehalt an Syringasäure und Kaempferol. In dieser Untersuchung ging man von 13 Phenolen im Mangold aus kulären

Krankheiten. Diese Inhaltsstoffe mit antioxidativer Aktivität eignen sich gut um den Körper vor freien Radikalen zu schützen. darüber hinaus zeigte Mangold in einer Studie positive Effekte auf den Blutdruck bei Diabetes. Es ist ein Lebensmittel mit einem hohen Gehalt an Oxalsäure und Nitrat.

Nitrat muss aus Sportlersicht nicht gerade schlecht sein. Es gibt Studien, die Nitrat positive Wirkungen auf die Leistung nachsagen. Allerdings gibt es auch Gegenstudien, die die gegenteilige Auffassung vertraten. Oxalsäure erschwert zudem die Aufnahme von Eisen.

**Makronährstoffe**
Im rohen Zustand 19 Kalorien auf 100 Gramm:
•92,66 Gramm Wasser
•1,60 Gramm Ballaststoffe
•1,80 Gramm Protein
•3,74 Gramm Kohlenhydrate; 1,10 Gramm Zucker
•0,20 Gramm Fett

**Nennenswerte Mikronährstoffe**
**Vitamine**
•**Vitamin C**: 30,00 mg
•**Vitamin A**: RAE: 306 µg
•**Vitamin A**: IU: 6116 IU
•**Vitamin K**: 830 µg
•**Vitamin E**: 1,89 mg
•**Vitamin B6**: 0,099 mg
**Mineralstoffe**

•**Zink**: 0,36 mg

# ENDIVIE

**Allgemein**

Die Endivie gehört in zur Gattung der Wegwarten und hat eine geringe Nährstoffdichte.

Sie liefert wenig Protein und Kohlenhydrate, bei fast keinem Fett.

Sie weist sehr hohe Wasser – und Ballaststoffgehalt auf, welche für ausreichend Sättigung sorgen. Endivien liefern sehr viel Vitamin E, Vitamin A und Vitamin K. darüber hinaus vor allem Kalium. Von großer Bedeutung ist auch der hohe Gehalt an Zink.

**Besonderheiten**

Endivien zeigten in einer Studie antioxidative Aktivität. Diese lag aber nicht so hoch wie die von Beeren oder Gemüse, aus der Familie der Kreuzblütengewächse. Ebenfalls wiesen Forscher in Endivien Flavonoide, wie zum Beispiel Kaempferol, nach. Zudem weisen

Flavonoide ebenfalls eine hohe antioxidative Aktivität auf, welche einen Schutz gegen Herzkrankheiten und entzündungshemmende Eigenschaften nachgesagt, sowie als Präventionsmaßnahme gegen Krebs eingesetzt wird.
Kaempferol zeigte ebenfalls seine positiven Eigenschaften zur Aufrechterhaltung der Gesundheit. Eine Studie untersuchte den Nitratgehalt verschiedener Sorten der Endivie   .
Er wird als hoch eingestuft. Es gibt Studien, die Nitrat positive Wirkungen auf die

**Makronähstoffe**

- 3,10 Gramm Ballaststoffe
- 1,25 Gramm Protein
- 3,35 Gramm Kohlenhydrate; 0,25 Gramm Zucker
- 0,20 Gramm Fett

**Nennenswerte Mikronährstoffe**
**Vitamine**

- **Vitamin C**: 6,50 mg
- **Vitamin A**: RAE: 108 µg
- **Vitamin A**: IU: 2167 IU
- **Vitamin K**: 231 µg
- **Vitamin B6**: 0,020 mg
- **Vitamin E**: 0,44 mg

**Mineralstoffe**
- **Zink**: 0,79 mg
- **Sodium**: 22,00 mg
- **Kalzium**: 52,00 mg

•**Eisen**: 0,83 mg

•**Magnesium**: 15,00 mg

•**Kalium**: 314,00 mg

# LÖWENZAHN

**Allgemein**

Der gewöhnliche Löwenzahn ist eine Pflanzenart in der Gattung Löwenzahn aus der Familie der Korbblütler.

Löwenzahl ist ein kalorienarmes Lebensmittel. Er liefert hauptsächlich Kohlenhydrate, wenig Protein und so gut wie kein Fett. Er beinhaltet sehr hohe Wasser – und Ballaststoffgehalt und sorgt für eine ausreichende Sättigung. Ferner liefert Löwenzahn Vitamin E, Vitamin K und Vitamin A. Da es sich bei diesen Vitaminen um fettlösliche Vitamine handelt, empfiehlt sich die Aufnahme von Löwenzahn mit Fett. So wird für eine optimale Absorption gesorgt. Des Weiteren liefert Löwenzahl sehr viel Kalium. Erwähnenswert ist auch der Gehalt an Eisen, Zink und Magnesium.

**Besonderheiten**

Löwenzahn wurde schon damals in der Medizin eingesetzt. Er hat positive Eigenschaften gegenüber Entzündungen, möglicherweise durch die antioxidative Aktivität. Selbige eignen sich gut um den Körper von freien Radikalen zu schützen. In weiteren Studien wurde

ein positiver Einfluss von Löwenzahn gegenüber Krebs festgestellt.
Weiter- hin hat Löwenzahl Eigenschaften als Diuretika.

**Makronährstoffe**
Im rohen Zustand 45 Kalorien auf 100 Gramm:
•85,60 Gramm Wasser
•3,50 Gramm Ballaststoffe
•2,70 Gramm Protein
•9,20 Gramm Kohlenhydrate; 0,71 Gramm Zucker
•0,70 Gramm Fett

**Nennenswerte Mikronährstoffe**
**Vitamine**

•**Vitamin C**: 35,00 mg
•**Vitamin A**: RAE: 508 µg
•**Vitamin A**: IU: 10161 IU
•**Vitamin K**: 778,4 µg
•**Vitamin E**: 3,44 mg
•**Vitamin B6**: 0,251 mg

**Mineralstoffe**
•**Zink**: 0,41 mg
•**Sodium**: 76,00 mg
•**Kalzium**: 187,00 mg
•**Kalium**: 397,00 mg
•**Magnesium**: 36,00 mg

•**Eisen**: 3,10 mg

# MORINGA

**Allgemein**

Moringa ist eine Pflanzengattung der monogenerischen Familie der Bennuss Gewächse. Moringa wird vorwiegend als Pulver verwendet.

Moringa Pulver enthält viele Ballaststoffe bei einem moderaten Mengen an Kalorien. Das Pulver liefert vor allem Kohlenhydrate und Protein bei wenig Fett. Zu beachten ist, dass im Regelfall keine 100 Gramm des Pulvers verzehrt werden. Außerdem ist Moringa Pulver sehr vitaminreich. Es enthält hohe Mengen Vitamin E, Vitamin A und Vitamin C. Es liefert noch dazu viele B Vitamine. Moringa enthält hohe Mengen an Kalium, Kalzium und Eisen. Nennenswert ist auch der Gehalt an Magnesium.

**Besonderheiten**

Zu den Besonderheiten kann man sagen, dass Moringa eine Reihe Antioxidantien enthält. Die beinhaltet auch Beta Carotin und Vitamin C. Es ist zu erwähnen, dass Antioxidantien sich hervorragend eignen um den Körper vor freien Radikalen zu schützen.

Nennenswert ist auch der Gehalt an Quercetin und Chlorogensäure. Quercetin reduziert in Studien den Blutdruck und Chlorogensäure unterstützt dabei den Blutzucker nach Mahlzeiten zu kontrollieren. Wirken sie sich positiv auf den Cholesterinspiegel aus. In Studien unterstützt Moringa dabei, das Arsenaufkommen im Körper zu reduzieren.

Neben den hohen Mineralstoff – und Vitamingehalt enthält Moringa auch antinutritive Stoffe, die die Absorption von Mineralien negativ beeinflusst.

**Makronährstoffe**
Moringa Pulver liefert 285 Kalorien auf 100 Gramm:
•19,20 Gramm Ballaststoffe
•27,10 Gramm Protein
•38,20 Gramm Kohlenhydrate
•2,30 Gramm Fett

**Nennenswerte Mikronährstoffe**
**Vitamine**
•**Vitamin A**: 16,30 mg
•**Vitamin E**: 113,00 mg
•**Vitamin B1**: 2,60 mg
•**Vitamin B2**: 20,50 mg
•**Vitamin B6**: 1,40 mg
•**Vitamin C:** 17,00 mg

Mineralstoffe
•**Kalium**: 1324,00 mg
•**Kalzium**: 2003,00 mg
•**Eisen**: 28,20 mg

•**Magnesium**: 368,00 mg

# REIS

**Allgemein**

Reis ist ein Lebensmittel, welches aus der Reispflanze gewonnen wird und eine moderat bis hohe Kalorienmenge. Er liefert vor allem Kohlenhydrate, bei wenig Eiweiß und fast keinem Fett. Der Ballaststoffanteil und Wassergehalt ist sehr gering. Die Stärke in Reis besteht zu etwa 18 % aus Amylose und 82 % aus Amylopektin. Brauner Reis besteht fast aus- schließlich aus Amylopektin. Zudem liefert Reis Vitamin E und Teile der B Vitamine. darüber hinaus Kalzium und Magnesium. Aber auch die anderen Mineralstoffe sind in Teilen enthalten.

**Besonderheiten**

Insbesondere in braunem Reis ist Phytinsäure enthalten. Phytinsäure hat zwar antioxidatives Potential, verhindert aber vor allem die Absorption von Mineralien wie Eisen und Zink. Nennenswert ist auch die Ferulasäure. Sie befindet sich vor allem in Reiskleie und zeigt starkes antioxidatives Potential. Auch kann Sie möglicherweise gegen chronische Erkrankungen wie Krebs, Diabetes und kardiovaskuläre Krankheiten vorbeugen.

Dieser ist bei dem braunen Reis mit 50 angegeben und schwankt je nach Sorte bei dem weißen Reis von 60-70. Hinzu kommt, dass brauner Reis höhere Mengen an Mineralstoffen, Vitaminen und Ballaststoffen liefert als sein weißes, geschältes Pendant. Neben diesen Eigenschaften liefert brauner Reis einen etwas höheren Fettanteil und leider auch etwas höhere Mengen an Phytinsäure. In bestimmten Sorten kann brauner Reis mit höheren Mengen an Schwermetallen belastet sein.

In Studien reduzierte der Verzehr von Vollkornprodukten wie braunem Reis die Sterberate durch Herzkrankheiten und zeigte positive Effekte auf das Körpergewicht.

Große Mengen an weißem Reises steigern das Risiko für Diabetes. 300 Gramm Reis pro Tag erhöhen im Vergleich zu 200 Gramm das Risiko für Diabetes um das 1.8fache, während der Verzehr von braunem Reis das Risiko für Diabetes reduziert.

Parboiled Reis ist eine weitere Form des Reises. Parboiling bezeichnet ein Herstellungsverfahren, bei dem der Reis zunächst eingeweicht, dann mit heißem Dampf behandelt, an- schließend getrocknet und erst dann geschält wird. Dank dieses Verfahrens wandern 80% der im Silberhäutchen enthaltenen Vitamine und Mineralstoffe in das Reiskorn selbst und bleiben auch nach der Zubereitung enthalten.

Es findet eine Verkleisterung der enthaltenen Stärke an der Oberfläche statt. Diese verringert den Anteil an Bruch, der beim Schleifen entsteht. Gegenüber Naturreis muss Parboiled – Reis weniger lange gekocht werden.

**Makronährstoffe**
Im rohen Zustand liefert weißer Reis 349 Kalorien auf 100 Gramm:
•12,90 Gramm Wasser

**Vitamine**

•**Vitamin E**: 184µg
•**Vitamin K**: 1 µg
•**Vitamin B3**: 1300 µg

**Mineralstoffe**
•**Zink**: 0,50 mg
•**Sodium**: 6,00 mg
•**Kalzium**: 6,00 mg
•**Magnesium**: 64,00 mg
•**Kalium**: 103,00 mg

•**Eisen**: 0,60 mg

# BRENNNESSELN

**Allgemein**

Brennnesseln sind eine Pflanzengattung in der Familie der Brennnesselgewächse.

Sie sind ein sehr kalorienarmes Lebensmittel. Sie liefern so gut wie kein Fett, wenig Kohlenhydrate und wenig Protein. Sehr hoher Wasser – und Ballaststoffgehalt sorgen für aus- reichend Sättigung. Brennnesseln liefern zudem sehr viele Vitamine. Erwähnenswert ist hierbei auch der hohe Anteil an Vitamin C, Vitamin K, Vitamin A und Vitamin E. Auch alle B Vitamine sind in großen Mengen enthalten. darüber hinaus enthalten Brennnesseln eine hohe Menge an Kalium und Kalzium. Auch die anderen Mineralstoffe sind in moderaten bis hohen Mengen enthalten.

**Besonderheiten**

Brennnesseln beinhalten auch antioxidative Aktivität. Diese hilft gegen Entzündungen. Weiterhin enthalten sie Flavonoide und Phenole. Beide haben ebenfalls eine hohe antioxidative Aktivität. Antioxidantien eignen sich gut um den Körper vor freien Radikalen zu schützen. Flavonoide werden ebenfalls zum Schutz gegen Herzkrankheiten und entzündungshemmende Eigenschaften

nachgesagt, sowie als Präventionsmaßnahme gegen Krebs
eingesetzt.

**Makronährstoffe**
Im rohen Zustand 49 Kalorien auf 100 Gramm:
•82,85 Gramm Wasser
•4,25 Gramm Ballaststoffe
•5,50 Gramm Protein
•4,80 Gramm Kohlenhydrate; 4,08 Gramm Zucker
•0,70 Gramm Fett

**Nennenswerte Mikronährstoffe**
**Vitamine**
•**Vitamin C**: 175 mg
•**Vitamin A**: RAE: 400 µg
•**Vitamin K**: 600 µg
•**Vitamin B1**: 200 µg
•**Vitamin B2**: 150 µg
•**Vitamin B3**: 800 µg
•**Vitamin B5**: 300 µg
•**Vitamin B6**: 160 µg
•**Vitamin E**: 800 µg

**Mineralstoffe**
•**Zink**: 0,13 mg
•**Sodium**: 80,00 mg
•**Kalzium**: 200,00 mg
•**Kalium**: 400,00 mg
•**Magnesium**: 40,00 mg

•**Eisen**: 2,20 mg

# ZIMT

**Allgemein**

Zimt ist ein Gewürz aus der getrockneten Rinde von Zimtbäumen und liefert moderate Mengen an Kalorien. Anteilig überwiegen die Kohlenhydrate, bei gleichzeitig wenig Fett und wenig Protein. Der Ballaststoffanteil ist ebenfalls sehr hoch. darüber hinaus liefert er in geringen Mengen Vitamine B und Vitamin A. Zudem enthält Zimt hohe Mengen an Kali- um, den bei gleichzeitig geringen Mengen an Natrium. Sie haben einen auffällig hohen Ge- halt an Kalzium und Eisen. Zink, Magnesium und Kupfer sind ebenfalls enthalten.

**Besonderheiten**

Eigentlich gibt es zwei Arten von Zimt: den Ceylon Zimt. Dieser ist bekannt, als der „wahre Zimt" und den Cassia-Zimt – den Zimt, der heute von der Mehrheit verwendet wird und auf den sich die Mehrheit beziehen, wenn sie von Zimt sprechen. Erst genannter ist möglicherweise der gesündere, da beim Verzehr der Cassia Zimt höhere Mengen von Kumarin enthält, der in größeren Mengen wiederum gesundheitsschädlich sein kann. Ver- antwortlich für den Zimtgeruch ist Zimtaldehyd.

Zimt ist reich an Antioxidantien, wie zum Beispiel Polyphenole. Bei dem Vergleich der antioxidativen Aktivität von 26 Gewürzextrakten schnitt Zimt mit am besten ab. Die Antioxidantien zeigen ebenfalls positive Eigenschaften gegen Entzündungen. Darsistenz und reduzierte den Blutzuckerausstoß nach Aufnahme von Kohlenhydraten, indem es die Aufnahme von Kohlenhydraten im Verdauungstrakt verlangsamte. Noch dazu reduziert es ebenfalls den nüchtern Blutzuckerwert um 10-29 % und weist positive Effekte gegen Alzheimer auf. Laut Tierstudien schützt Zimt zudem vor Krebs und hilft gegen das Wachstum verschiedener Bakterien.

**Makronährstoffe**
Im rohen Zustand 272 Kalorien auf 100 Gramm:
•8,96 Gramm Wasser
•24,35 Gramm Ballaststoffe
•3,90 Gramm Protein
•56,00 Gramm Kohlenhydrate; 55,44 Gramm Zucker
•3,20 Gramm Fett

**Nennenswerte Mikronährstoffe**
**Vitamine**
•**Vitamin A**: 26 µg
•**Vitamin B1**: 80 µg
•**Vitamin B2**: 140 µg
•**Vitamin B3**: 1300 µg

Mineralstoffe
•**Zink**: 1,97 mg
•**Sodium**: 26,00 mg
•**Kalium**: 500,00 mg
•**Kalzium**: 1228,00 mg
•**Eisen**: 38,10 mg
•**Kupfer**: 460 µg

•**Magnesium**: 56,00 mg

# CAYENNEPFEFFER

**Allgemein**

Cayennepfeffer sind gemahlene Chilis, meist aus der getrockneten, scharfen Frucht der der Chilisorte Cayenne.

Cayenne Pfeffer zählt zu den kalorienreicheren Lebensmitteln. Er hat eine moderat hohe Nährstoffdichte. Liefert dabei Protein und Fett in etwa gleichen Mengen und doppelt so viele Kohlenhydrate. Bemerkenswert ist der hohe Ballaststoffanteil. Da sich die Angaben auf 100 Gramm beziehen, muss man sich im Klaren sein, dass man niemals diese Menge essen würde und die Nährwerte eher selten praxisrelevant sind. Cayenne Pfeffer liefert vor allem Vitamin C. Auch Vitamin A und einige der B – Vitamine sind in Cayenne Pfeffer enthalten.

Zudem ist er reich an Mineralstoffen. Er liefert sehr hohe Mengen an Kalium, Eisen, Kalzium und Zink. Nennenswert ist auch der Anteil an Magnesium. Allerdings muss man sich auch hier vor Augen halten, dass sich die Angaben auf 100 Gramm beziehen und das dies nicht einer normalen Portion entspricht. Und

entzündungshemmende Eigenschaften nachgesagt, sowie als Präventionsmaßnahme gegen Krebs eingesetzt.
Vor allem ist bei Cayenne Pfeffer der Inhaltstoff Capsaicin zu nennen. In Studien zeigt er appetitzügelnde Wirkungen und führt zu einer erhöhten Fettverbrennung.
darüber hinaus erwies sich in einer Untersuchung bereits 1 Gramm ausreichend um den Appetit zu zügeln und die Fettverbrennung anzuregen. In Tierstudien erwies sich der Inhaltstoff zudem als präventiv gegen Krebs.

**Makronährstoffe**
Im rohen Zustand 329 Kalorien auf 100 Gramm:
•8,01 Gramm Wasser
•24,90 Gramm Ballaststoffe
•12,00 Gramm Protein
•32,00 Gramm Kohlenhydrate; 30,40 Gramm Zucker
•17,00 Gramm Fett

**Nennenswerte Mikronährstoffe**
**Vitamine**
•**Vitamin C**: 76,00 mg
•**Vitamin A**: 4167 µg
•**Vitamin B1**: 330 µg
•**Vitamin B2**: 920 µg
•**Vitamin B3**: 8700 µg

**Mineralstoffe**
•**Zink**: 2,48 mg
•**Sodium**: 30,00 mg

•**Kalzium**: 148,00 mg

# BASILIKUM

**Allgemein**

Basilikum ist eine Gewürzpflanze aus der Gattung Basilikum, welche zur Familie der Lippenblütler zählt. Es ist ein kalorienarmes Lebensmittel mit einer geringen Nährstoffdichte. Es liefert wenig Protein und Kohlenhydrate und fast kein Fett.

Der Ballaststoff – und Wasseranteil ist sehr hoch. Basilikum ist ein großer Vitaminlieferant. Es liefert hohe Mengen an Vitamin C, Vitamin A, Vitamin K und Vitamin E. Auch die B Vitamine sind enthalten. darüber hinaus enthält es große Mengen an Kalzium, Kalium, Eisen und Zink. Der Natriumgehalt ist sehr gering. Es ist anzumerken, dass das Natrium/ Kaliumverhältnis sich eindeutig aufseiten des Kaliums   verschiebt.

**Besonderheiten**

Basilikum hat eine gewisse antioxidative Aktivität, insbesondere durch den Gehalt an Phenolen und Flavonoiden. Flavonoide werden ebenfalls ein Schutz gegen Herzkrankheiten, entzündungshemmende Eigenschaften nachgesagt sowie als Präventionsmaßnahme gegen Krebs eingesetzt. Zu nennen sind auch die Inhaltsstoffe Chlorophyll, Caretinoide, Lutein und Tocopherol. Zudem den Cortisolspiegel und zeigt ebenfalls positive Effekte auf den Blutzucker und den Cholesterinspiegel.

**Makronährstoffe**
Im rohen Zustand 41 Kalorien auf 100 Gramm:
•86,44 Gramm Wasser
•3,11 Gramm Ballaststoffe
•3,10 Gramm Protein
•5,10 Gramm Kohlenhydrate (davon sind 5,05 Gramm Zucker)
•0,80 Gramm Fett

**Nennenswerte Mikronährstoffe**
**Vitamine**
•**Vitamin C**: 26,00 mg
•**Vitamin A**: 658 µg
•**Vitamin K**: 300 µg
•**Vitamin E**: 1000 µg

**Mineralstoffe**
•**Zink**: 0,70 mg
•**Sodium**: 9,00 mg
•**Kalzium**: 250,00 mg
•**Kalium**: 300,00 mg
•**Magnesium**: 11,00 mg

•**Eisen**: 5,50 mg

# INGWER

**Allgemein**

Er liefert auch moderate Mengen an Vitaminen. Bedeutsam ist die Menge Vitamin C, Vitamin- A, K und Vitamin E. Ingwer liefert einen hohen Anteil an Kalium, bei gleichzeitig wenig Natrium. Das Kalium/Natrium-Verhältnis liegt sehr aufseiten des Kaliums. Auch andere Mineralstoffe sind in moderaten Mengen enthalten.

**Besonderheiten**

Zu anmerken ist auch, dass Ingwer eine anti-entzündlich und antioxidative Wirkung mit sich trägt. Zudem fanden Forscher heraus, dass Ingwer gegen Übelkeit helfen kann, die nach Krebstherapien hervorgerufen werden oder nach der Schwangerschaft darüber hinaus wirkt Ingwer auch gegen Muskelschmerz. Allerdings nicht sofort, sondern eher von Tag zu Tag.
Zudem reduziert er das Risiko für Krebs. Forscher vermuten dahinter Gingerol. Gingerol ist für seine Schäfte verantwortlich. In

einer Studie an älteren Frauen verbesserte Ingwer die Reaktionen und das Gedächtnisvermögen. Zum andern wirkt er positiv gegen das Bakterienwachstum.

**Makronährstoffe**
Im rohen Zustand 80 Kalorien auf 100 Gramm:
•78,89 Gramm Wasser
•2,00 Gramm Ballaststoffe
•1,82 Gramm Protein
•17,77 Gramm Kohlenhydrate; 1,70 Gramm Zucker
•0,75 Gramm Fett

**Nennenswerte Mikronährstoffe**
**Vitamine**
•**Vitamin C**: 5,00 mg
•**Vitamin K**: 0,1 µg
•**Vitamin E**: 0,26 mg

**Mineralstoffe**
•**Zink**: 0,34 mg
•**Sodium**: 13,00 mg
•**Kalzium**: 16,00 mg
•**Eisen**: 0,60 mg
•**Magnesium**: 43,00 mg

•**Kalium**: 415,00 mg

# NELKEN

**Allgemein**

Die Nelken sind getrocknete Blütenknospen des Gewürznelken Baums. Der Gewürznelken- baum ist eine Pflanzenart in der Familie der Myrtengewächse. Sie duftet stark und schmeckt brennend scharf.

Nelken haben eine höhere Kaloriendichte. Sie liefern vorwiegend Kohlenhydrate, bei moderaten Mengen Fett und wenig Protein. Der Ballaststoffanteil ist ebenfalls sehr hoch.

Nelken liefern ferner geringe Mengen einiger B – Vitamine und Vitamin A. Zudem liefern sie viele Mineralstoffe wie Kalium, Natrium, Eisen, Zink, Magnesium und Kalzium. Diese sind alle in hohen Mengen vertreten. Man sollte sich aber vor Augen halten, dass man keine 100 Gramm Nelken zu sich nimmt.

**Besonderheiten**

Nelken haben ätherische Öle, insbesondere Eugenol, dessen Anteil von der   Knospe (72,08 %-82,36 %) über das Blatt (75,05-83,58 %) bis hin zum Stiel (87,52 %-96,65 %) zunimmt. Ein weiteres

ätherisches Öl ist Eugenolacetat, – Caryophyllen – und Humulen. Diese zeigen eine große antioxidative Aktivität. Antioxidantien eignen sich gut um den Körper vor freien Radikalen zu schützen. Nelken wird sogar eine höhere antioxidative Aktivität nachgesagt, als vielen anderen Früchten und Obstsorten.
(Oregano, Rosmarin, Thymian und Salbei), den höchsten Gehalt an Polyphenolen. Studien zeigen zudem, dass die Nelke möglicherweise positive Eigenschaften als Betäubungsmittel hat, indem sie das Schmerzempfinden reduzieren.


**Makronährstoffe**
Im rohen Zustand 414 Kalorien auf 100 Gramm:
•6,19 Gramm Wasser
•9,62 Gramm Ballaststoffe
•6,00 Gramm Protein
•52,00 Gramm Kohlenhydrate; 51,48 Gramm Zucker
•20,10 Gramm Fett



**Nennenswerte Mikronährstoffe**
**Vitamine**
•**Vitamin A**: 53 µg
•**Vitamin B1**: 110 µg
•**Vitamin B2**: 270 µg
•**Vitamin B3**: 1500 µg

**Mineralstoffe**
•**Zink**: 2,20 mg
•**Sodium**: 240,00 mg
•**Kalzium**: 730,00 mg
•**Magnesium**: 260,00 mg
•**Kalium**: 1100,00 mg
•**Eisen**: 5,60 mg

# KREUZKÜMMEL

**Allgemein**

Kreuzkümmel ist eine asiatische Pflanze aus der Familie der Doldenblütler und liefert eine höhere Kaloriendichte. Der Kohlenhydratanteil ist von den Makronährstoffen am meisten vorhanden, Protein und Fett sind aber ebenfalls in moderaten Mengen vertreten. Zudem ist der Ballaststoffanteil sehr hoch. Darüber hinaus liefert Kreuzkümmel einige B – Vitamine und Vitamin A und ist ein sehr mineralstoffreiches Lebensmittel. Es weist hohe Mengen an Kalium, Zink oder Kalzium auf. Aber auch andere Mineralstoffe wie Magnesium, Natrium, Eisen oder Kupfer sind in nennenswerten Mengen enthalten.

**Besonderheiten**

darüber hinaus beinhaltet er Antioxidantien und Phenolen. Er zeigte in einer Stu- die bessere Effekte auf die Reduzierung des Blutzuckers als Glibenclamid. Eine Tierstudie unterstützt die positiven Eigenschaften bei Diabetes. Ebenfalls ist Kreuzkümmel in der Lage den Cholesterin Spiegel zu senken und ist in der Lage die Leber vor Giften zu schützen. Eine Studie belegt ferner seine

positiven Eigenschaften gegen Osteoporose. Zudem wird er auch
sehr oft bei Problemen mit dem Verdauungstrakt (Blähungen,
Durchfall, Magenverstimmungen,) eingesetzt. Ebenso zeigen
Studien die positiven Effekte reduzierte und das HDL – Cholesterin
verbesserte.

**Makronährstoffe**
Im rohen Zustand 408 Kalorien auf 100 Gramm:
•7,51 Gramm Wasser
•10,50 Gramm Ballaststoffe
•17,80 Gramm Protein
•34,00 Gramm Kohlenhydrate; 6,80 Gramm Zucker
•22,27 Gramm Fett

**Nennenswerte Mikronährstoffe**
**Vitamine**

•**Vitamin A**: 127 µg
•**Vitamin B1**: 590 µg
•**Vitamin B2**: 350 µg
•**Vitamin B3**: 3600 µg
•**Vitamin B5**: 500 µg
•**Vitamin B6**: 200 µg
•**Vitamin B7**: 10 µg

**Mineralstoffe**
•**Zink:** 4,20 mg
•**Sodium:** 150,00 mg
•**Kalium:** 1380,00 mg
•**Kalzium:** 970,00 mg
•**Eisen:** 69,00 mg
•**Kupfer:** 1290 µg

•**Magnesium**: 370,00 mg

# KURKUMA

**Allgemein**

Kurkuma ist eine Pflanzenart innerhalb der Familie der Ingwergewächse.

Kurkuma liefert höhere Mengen an Kalorien. Die Nährstoffdichte ist dementsprechend höher. Kurkuma hat vorwiegend Kohlenhydrate bei wenig Fett und Protein. Der Ballaststoffanteil ist ebenfalls sehr hoch. Bei den Angaben muss man sich vor Augen halten, dass man selten 100 Gramm Kurkuma zu sich nimmt.

Daneben liefert Kurkuma vor allem Vitamin C und einige B – Vitamine sind ebenfalls dar- in enthalten. Kurkuma ist ein sehr mineralstoffreiches Lebensmittel. Es liefert hohe Men- gen an Kalium, bei gleichzeitig wenig Natrium. Aber auch die anderen Mineralstoffe sind in moderaten bis hohen Mengen in Kurkuma enthalten.

**Besonderheiten**

Kurkuma verleiht dem Curry seine typisch gelbe Farbe. Der wohl wichtigste Inhaltsstoff, aus gesundheitlicher Sicht, ist das Kurkumin. Dieses hat starke antioxidative Eigenschaften und wirkt positiv gegen Entzündungen. Forscher vermuten, dass es Kurkuma als

bioaktive Substanz möglicherweise auf molekularer Ebene gegen
die Entzündungen kämpft.
verschiedenen Krankheiten wie Depression, Alzheimer,
Zwangsstörungen, Demenz, Bulimie und Anorexie in Verbindung
gebracht wird. Diesen scheint es positiv zu beeinflussen.
Den positiven Einfluss gegen Alzheimer belegt eine weitere Studie.

Es kann das Risiko für kardiovaskulärer Krankheiten reduzieren. In
einer Studie bekamen Menschen ein paar Tage vor und ein paar
Tage nach einer Bypass Operation 4 Gramm Curcuminoide. Das
Risiko einer Herzattacke im Krankenhaus sank. Studien belegen
ebenfalls die positiven Eigenschaften gegen Krebs und gegen
Arthritis.

**Makronährstoffe**
Im rohen Zustand 356 Kalorien auf 100 Gramm:
•5,99 Gramm Wasser
•6,70 Gramm Ballaststoffe
•7,80 Gramm Protein
•58,20 Gramm Kohlenhydrate; 57,62 Gramm Zucker
•9,90 Gramm Fett

**Nennenswerte Mikronährstoffe**
**Vitamine**
•**Vitamin C**: 25,90 mg
•**Vitamin B1**: 150 µg
•**Vitamin B2**: 230 µg
•**Vitamin B3**: 5140 µg

**Mineralstoffe**
•**Zink**: 4,35 mg
•**Sodium**: 38,00 mg

•**Kalium**: 2525,00 mg

# ROSMARIN

**Allgemein**

Der Rosmarin ist eine Art in der Gattung Rosmarinus in der Familie der Lippenblütler.

Im frischen Zustand zählt Rosmarin zu den kalorienarmen Lebensmitteln. Es liefert kein Protein, wenig Fett und etwas Kohlenhydrate. Der Ballaststoff – und Wasseranteil ist sehr hoch. Rosmarin beinhaltet auch Teile der B – Vitamine und Vitamin A und viel Kalzium und Kalium, bei gleichzeitig geringen Mengen an Natrium. Magnesium, Zink, Eisen und Kupfer sind ebenfalls enthalten.

**Besonderheiten**

Rosmarin zeigt antioxidative Aktivität, Phenole und Flavonoide. Erwähnens- wert ist, dass die antioxidative Aktivität wesentlich höher lag als die von Dill oder Fenchel.

Darüber hinaus dienen Flavonoide als ein Schutz gegen Herzkrankheiten.

Darüber hinaus wird ihnen entzündungshemmende Eigenschaften nachgesagt sowie als Präventionsmaßnahme gegen Krebs eingesetzt. In einer Analyse fanden Wissenschaftler unter anderem die Inhaltsstoffe Cineol, Campher, Pinen, Rosmarinsäure, Carnosol und sank um 27%, während das HDL – Cholesterin um 18%  anstieg.


**Makronährstoffe**

Im frischen Zustand 57 Kalorien auf 100 Gramm:

•85,00 Gramm Wasser

•2,91 Gramm Ballaststoffe

•0,81 Gramm Protein

•7,66 Gramm Kohlenhydrate; 7,58 Gramm Zucker

•2,51 Gramm Fett


**Nennenswerte Mikronährstoffe**
**Vitamine**

•**Vitamin A**: 52 µg

•**Vitamin B1**: 85 µg

•**Vitamin B3**: 165 µg


**Mineralstoffe**

•**Zink**: 0,53 mg

•**Sodium**: 8,00 mg

•**Kalium**: 157,00 mg

•**Kalzium**: 211,00 mg

•**Eisen**: 4,84 mg

•**Kupfer**: 91 µg

•**Magnesium**: 36,00 mg

# OREGANO

## Allgemein

Oregano ist eine Pflanzenart in der Familie der Lippenblütler.
Daneben hat Oregano eine moderate Kalorienmenge. Es liefert
vorwiegend Kohlenhydrate, bei gleichzeitig wenig Fett und Protein.
Der Ballaststoffanteil ist sehr   hoch.
Darüber hinaus liefert Oregano Vitamin K, Vitamin E, Vitamin A
und Vitamin C. Oregano ist sehr mineralstoffreich. Es liefert hohe
Mengen an Kalzium und Kalium, bei gleichzeitig wenig Natrium.
Auch die anderen Mineralstoffe wie Magnesium, Eisen oder Zink
sind in nennenswerten Mengen enthalten.

## Besonderheiten

Ferner hat Oregano antioxidative Aktivität und einen hohen Gehalt
an Phenolen Antioxidantien eignen sich gut um den Körper vor
freien Radikalen zu schützen. Weitere Bestandteile sind Gerbstoffe,
Anthocyane und Flavonoide.

Flavonoide werden ebenfalls eine hohe antioxidative Aktivität, ein Schutz gegen Herzkrankheiten, entzündungshemmende Eigenschaften nachgesagt. Wie werden zudem als Präventionsmaßnahme gegen Krebs eingesetzt Wundheilung verbessert.

**Makronährstoffe**
Im rohen Zustand 265 Kalorien auf 100 Gramm:
- 9,93 Gramm Wasser
- 42,50 Gramm Ballaststoffe
- 9,00 Gramm Protein
- 68,92 Gramm Kohlenhydrate; 4,09 Gramm Zucker
- 4,28 Gramm Fett

**Nennenswerte Mikronährstoffe**
**Vitamine**

- **Vitamin C**: 2,30 mg
- **Vitamin A: RAE: 85 µg**
- **Vitamin A**: IU: 1701 IU
- **Vitamin K**: 621,7 µg
- **Vitamin E**: 18,26 mg

**Mineralstoffe**
- **Zink**: 2,69 mg
- **Sodium**: 25,00 mg
- **Kalzium**: 1597,00 mg
- **Eisen**: 36,80 mg

•**Magnesium**: 270,00 mg

•**Kalium**: 1260,00 mg

# THYMIAN

**Allgemein**

Der echte Thymian ist eine Pflanzenart aus der Gattung der Thymiane. Sie gehören in die Familie der Lippenblütler.

Thymian ist ein kalorienarmes Lebensmittel. Es liefert wenig Kohlenhydrate, bei fast keinem Fett und Eiweiß und hat ein sehr hohes Wasser – und Ballaststoffgehalt.

Zudem weist Tymian Vitamin A und Teile der B – Vitamine auf. Darüber hinaus liefert es hohe Mengen an Kalzium und Kalium, bei gleichzeitig wenig Natrium. Nennenswert ist auch der Gehalt an Eisen und Magnesium.

**Besonderheiten**

Thymian und insbesondere Thymianöl haben eine gewisse antioxidative Aktivität. Thymian enthält der weiteren Phenole und Flavonoide. Flavonoide werden eine Hohe antioxidative Aktivität, ein Schutz gegen Herzkrankheiten, entzündungshemmende Eigenschaften nachgesagt.

Sie werden zudem als Präventionsmaßnahme gegen Krebs eingesetzt. In einer Tierstu die hat Thymian positive Eigenschaften auf den Cholesterinspiegel. Eine weitere Studie an Ratten mit Diabetes bestätigt dies. Dort nahmen mit dem Verzehr von Thymian   der

**Makronährstoffe**
- 3,02 Gramm Ballaststoffe
- 1,48 Gramm Protein
- 7,35 Gramm Kohlenhydrate; 7,27 Gramm Zucker
- 1,20 Gramm Fett

**Nennenswerte Mikronährstoffe**
**Vitamine**
- **Vitamin A**: 62 µg
- **Vitamin B1**: 83 µg
- **Vitamin B2**: 65 µg
- **Vitamin B3**: 795 µg

**Mineralstoffe**
- **Zink**: 1,00 mg
- **Sodium**: 9,00 mg
- **Kalium**: 131,00 mg
- **Kalzium**: 307,00 mg
- **Eisen**: 20,05 mg
- **Kupfer**: 139 µg

- **Magnesium**: 36,00 mg

# SALBEI

**Allgemein**

Salbei ist eine Pflanzengattung in der Familie der Lippenblütler.
Salbei zählt zu den kalorienarmen Lebensmitteln mit einer geringen
Nährstoffdichte. Es liefert gerade einmal 54 Kalorien auf 100
Gramm.
Der Kohlenhydratanteil überwiegt bei den Makronährstoffen.
Zudem liefert Salbei wenig Fett und Protein und umfasst sowohl
einen Teil der B Vitamine als auch Vitamin A. Mit- unter liefert es
eine hohe Menge an Kalzium und Kalium. Nennenswert ist auch der
hohe Gehalt an Eisen. Das Natrium/Kalium-Verhältnis liegt
eindeutig aufseiten des   Kaliums.

**Besonderheiten**

Salbei hat antioxidative Eigenschaften, mitunter hervorgerufen
durch den Gehalt an Flavonoiden Flavonoide werden ebenfalls ein
Schutz gegen Herzkrankheiten, entzündungshemmende
Eigenschaften nachgesagt sowie als Präventionsmaßnahme gegen

Krebs eingesetzt. Studien zeigen, dass Salbei positive Eigenschaften gegen Alzheimer hat. Dieses bestätigt eine weitere Studie, bei der über 4 Monaten 42 Leute mit Alzheimer Verbesserungen der Gehirn Funktion feststellte.

**Makronährstoffe**
Im rohen Zustand 54 Kalorien auf 100 Gramm:
•85 Gramm Wasser
•2,92 Gramm Ballaststoffe
•1,71 Gramm Protein
•6,90 Gramm Kohlenhydrate; 6,83 Gramm Zucker
•2,05 Gramm Fett

**Nennenswerte Mikronährstoffe**
**Vitamine**

•**Vitamin A**: 95 µg
•**Vitamin B1**: 122 µg
•**Vitamin B2**: 55 µg
•**Vitamin B3**: 921 µg

**Mineralstoffe**
•**Zink**: 0,76 mg
•**Sodium**: 2,00 mg
•**Kalzium**: 266,00 mg
•**Kalium**: 173,00 mg
•**Magnesium**: 69,00 mg

•**Eisen**: 4,54 mg

# PFEFFERMINZE

**Allgemein**

Pfefferminze ist eine Pflanze aus der Gattung der Minze. Sie hat ein hohes Menthol – und niedrigen Carvongehalt.

Darüber hinaus hat Pfefferminze eine geringe Nährstoffdichte. Es liefert gerade einmal 44 Kalorien auf 100 Gramm bei fast keinem Fett, wenig Kohlenhydraten und Eiweiß. Der Ballastoff – und Wasseranteil ist sehr hoch.

Außerdem liefert Pfefferminze viele Vitamine. Nennenswert ist der Gehalt an Vitamin C, einige der B – Vitamine sowie die fettlöslichen Vitamine A, Vitamin E und Vitamin K. Ebenfalls liefert es einige Mineralstoffe. Auffällig ist der hohe Gehalt an Kalzium und Kali- um, bei gleichzeitig wenig Natrium. Das Natrium/Kalium – Verhältnis liegt eindeutig aufseiten des Kaliums. Nennenswert sind auch die Mengen an Zink, Eisen und Magnesium.

**Besonderheiten**

Die Besonderheit bei Pfefferminze ist, dass sie schon in der früheren Medizin verwendet wurde. Darüber hinaus zeigt sie auch antioxidatives Potential und einen sehr hohen Gehalt an Phenolen. In einer Studie, erwies sich Pfefferminzöl als stärkerer Radikalfänger als die Öle von Majoran, Rosmarin oder der grünen Minze. Weiterhin enthält Pfefferminze, dass Pfefferminzöl Verbesserungen beim Reizdarmsyndrom hat. Zudem hilft es auch gegen Blähungen, welches ein häufiges Symptom ist. Weitere Studien belegen eine mögliche Wirkung gegenüber Übelkeit.


**Makronährstoffe**
Im Zustand 44 Kalorien auf 100 Gramm:
•86,15 Gramm Wasser
•3,00 Gramm Ballaststoffe
•3,80 Gramm Protein
•5,30 Gramm Kohlenhydrate (davon sind 5,25 Gramm Zucker)
•0,70 Gramm Fett


**Nennenswerte Mikronährstoffe**
**Vitamine**
•**Vitamin C**: 31 mg
•**Vitamin B1**: 120 µg
•**Vitamin B2**: 330 µg
•**Vitamin B3**: 1100 µg
•**Vitamin B5**: 190 µg
•**Vitamin E**: 5000 µg
•**Vitamin K**: 300 µg
•**Vitamin A**: 123 µg

**Mineralstoffe**
•**Zink**: 1,20 mg
•**Sodium**: 15,00 mg
•**Kalium**: 260,00 mg
•**Kalzium**: 210,00 mg

•**Eisen**: 9,50 mg

# PEPERONIE

**Allgemein**
Die Gattung Chili, auch als Paprika oder Peperonie bezeichnet, gehört zur Familie der Nachtschattengewächse.

Die Chilischote hat eine geringe Kaloriendichte. Sie liefert gerade einmal 40 Kalorien auf 100 Gramm. Diese setzen sich zum größten Teil aus Kohlenhydraten zusammen. Der Proteingehalt ist sehr gering, sie liefert fast kein Fett und hat sehr hoher Wasser – und Ballast- stoffgehalt.

Chilischoten liefern vor allem Vitamin C. Teile der B – Vitamine sind ebenfalls in Chilischoten enthalten. Sie liefern auch Vitamin A. Darüber hinaus viel Kalium, bei gleichzeitig wenig Natrium. Das Natrium/Kalium-Verhältnis liegt eindeutig aufseiten des  Kaliums. Nennenswert ist auch die Menge an Eisen und Zink.

**Besonderheiten**
Chilischoten enthalten Capsaicin. Das ist verantwortlich für die Schärfe der Chili. Beachtlich

Dort ebenfalls als starkes Antioxidant. Lutein ist vor allem in grünen Chilis vorhanden und verringert sich mit der Reifung. Lutein kann die Gesundheit der Augen verbessern.

Sinapinsäure leistet ebenfalls seinen Beitrag zur Gesundheit. Genauso wie Ferulasäure. Der Antioxidantien Gehalt ist in roten Chilis höher als in grünen. Die Chilis haben auf langfristige Sicht positive Eigenschaften bei Sodbrennen. Capsaicin verringert in Studien den Appetit und steigert die Fettverbrennung. Dies führt zu einer Reduzierung des Gewichts.

Weitere Studien bestätigen die förderliche Wirkung bei der Fettverbrennung. In hohen Mengen können Chilis wiederum Schmerzen, Entzündungen oder Schwellungen hervorrufen.

**Makronährstoffe**
Die Chilischote liefert 40 Kalorien auf 100  Gramm:
•88,00 Gramm Wasser
•1,50 Gramm Ballaststoffe
•1,90 Gramm Protein
•8,80 Gramm Kohlenhydrate (davon sind 5,30 Gramm Zucker)
•0,40 Gramm Fett

**Nennenswerte Mikronährstoffe**
**Vitamine**
•**Vitamin C**: 144,00 mg
•**Vitamin A**: 0,05 mg
•**Vitamin B1**: 0,07 mg
•**Vitamin B2**: 0,13 mg
•**Vitamin B6**: 0,51 mg
•**Magnesium**: 23,00 mg

•**Kalium**: 322,00 mg

# GRAPEFRUIT

**Allgemein**

Die Grapefruit ist die Frucht des Grapefruitbaumes, einer Zitruspflanze. Die Zitruspflanze ist ein subtropischer Baum aus der Familie der Rautengewächse.

**Besonderheiten**

Die Grapefruit enthält Narginin, Naringenin und Bergamottin. Sie wirken als Inhibitor von CYP1A2 und CYP3A4 in der Dünndarmschleimhaut (nicht in der Leber). Bereits 250ml Grapefruit Saft über 7 Tage verminderte in Untersuchungen den Gehalt an CYP3A4 um etwa 50%. Für den Koffeinmetabolismus ist das das Enzym CYP1A2 verantwortlich.

Studien an gesunden Probanden ergaben mit Aufnahme von Grapefruitsaft im Vergleich zur selben Menge Wasser eine Erhöhung der Bioverfügbarkeit sowie eine verlängerte Plasmahalbwertszeit mit einer Coffein Dosis von einmalig 167mg.

Grapefruits sind in der Lage, den Fett- und Zuckerstoffwechsel zu beeinflussen. Der zu- grundlegende Mechanismus geht ebenfalls von Naringenin, einem in Grapefruits enthaltenen Antioxidans und Bitterstoff, aus. Naringenin beeinflusst Signalprototeine die im Leberstoffwechsel tätig sind und sorgt dafür, dass die Leber Fett anstelle von Kohlenhydraten
Mengen an Blutzucker in der Leber zur Aktivierung von LXR-a. LXRa regt die Leber an, Fettsäuren für eine längerfristige Speicherung zu präparieren, da diese aufgrund der Zuckersättigung des Blutes nicht benötigt werden.

Im Fastenzustand kehrt sich dieser Mechanismus um, Fettsäuren werden freigesetzt und verwertet. An diesem Mechanismus sind die Proteine PPARa und PPARy beteiligt. Sie sorgen zudem für eine Erhöhung der Insulinsensibilität der Zellen sowie zu einem Rückgang des Aufkommens an LDL. Offensichtlich hindert Naringenin Leberzellen daran, LDL zu produzieren. Grapefruit verbesserte in Studien an Menschen außerdem den Cholesterinspiegel.

In einer Studie an Übergewichtigen haben die Probanden eine halbe Grapefruit, Gruppe ein Glas Grapefruitsaft, Gruppe 3 eine Grapefruit-Kapsel und Gruppe 4 ein Placebo. Im Ergebnis verbesserte sich in allen Grapefruitgruppen, im Vergleich zur Placebo Gruppe, die Fettverbrennung. Dieser Wirkungsmechanismus ist explizit von der Grapefruit bekannt und resultiert aus einer Veränderung des hepatischen Stoffwechsels, ausgelöst durch die Inhaltstoffe Narginin, Naringenin und Bergamottin und kann so nicht allgemein gültig für alle Zitrusfrüchte angenommen werden. Unsere Studie zeigte bei allen Grapefruitgruppen zudem Gewichtsreduzierungen, die signifikant hoher ausfielen als in der Kontroll- gruppe.

Die besten Ergebnisse verzeichnete hier die Gruppe mit der frischen Frucht. Ausschließlich bei der Gruppe mit dem Verzehr der frischen ganzen Grapefruit konnte eine Verbesserung der Insulinsensivität und damit verbunden des Blutzuckeraufkommens festgestellt werde Naringenin und Naringin sind starke Flavonoide.

**Makronährstoffe**
Im rohen Zustand 50 Kalorien auf 100 Gramm:
•86,19 Gramm Wasser
**Vitamine**
•**Vitamin A**: 3 µg
•**Vitamin E**: 250 µg
•**Vitamin B1**: 48 µg
•**Vitamin B2**: 24 µg
•**Vitamin B3**: 240 µg
•**Vitamin B5**: 250 µg
•**Vitamin B6**: 28 µg
•**Vitamin C**: 44,00 mg
•**Vitamin K**: 3 µg

**Mineralstoffe**
•**Natrium**: 2,00 mg
•**Eisen**: 0,34 mg
•**Zink**: 0,17 mg
•**Magnesium**: 10,00 mg
•**Kalium**: 180,00 mg

•**Kalzium**: 18,00 mg

# LEINSAMEN

**Allgemein**

Leinsamen sind die Samen des Flachses

Sie sind moderat bis hochkalorische Lebensmittel. Das Fett setzt
sich vorwiegend aus mehrfach ungesättigten Fetten zusammen.
Gesättigte und einfach ungesättigte Fette sind im geringen Maß
vorhanden. Bei den mehrfach ungesättigten Fetten überwiegt die
Linolensäure. Bei dieser muss man in zwei Arten unterscheiden:
Alpha – Linolensäure ist eine essentielle Omega 3 Fettsäure. Sie ist
über keinen Stoffwechselschritt kopierbar oder herstellbar und muss
somit zur Bedarfsdeckung über die Nahrung zugeführt werden.
Linolensäure wird durch das Enzym Delta-„6-desaturase" im Körper
zu Eicosapentaensäure (EPA) umgewandelt.
Große Mengen befinden sich neben Leinsamen auch in Soja-, Raps-
und Hanföl. EPA, auch besser bekannt als Fischöl, ist die zweite
Linolensäure. Sie kann vom Körper so auf- genommen werden.
Leinöl enthält vorwiegend pflanzliche Alpha – Linolensäure.
Die Umwandlung von pflanzlichem Alpha – Linolensäure zu die für
den Körper verwertbaren EPA und DHA ist ineffektiv. Es empfiehlt
sich deshalb mit Fischöl zu ergänzen und geschrotete Leinsamen zu
verzehren.

**Besonderheiten**

Leinsamen enthalten p – Cumarsäure, ein Polyphenol mit
antioxidativen Eigenschaften. Ferulasäure, ein Antioxidant, welche
vor chronischen Krankheiten schützt Cyanogen – Glykoside mit
vermeintlich positivem Effekt auf die Schilddrüsenfunktion bei

manchen Menschen. Phytosterole nehmen positiven Einfluss auf das Cholesterin Spiegel Lignan, wirken antioxidativ und fungieren als Phytoöstrogene.

Leinsamen enthält von allen Lebensmitteln am meisten von diesem Stoff. Bis zu 800x mehr als andere. Sie befinden sich in der Samenhülle Phytoöstrogene kommen in Pflanzen vor. Sie besitzen östrogenähnlichen Charakter und können so an die im Körper vorhandenen Östrogenrezeptoren andocken, um östrogenspezifische Wirkungen zu vermitteln. Phytoöstrogene müssen sich zwangsläufig schlecht sein. Studien zeigen, dass sie positiv auf den Blutdruck wirken und helfen oxidativen Stress zu reduzieren. Ebenfalls zeigen sie positive Eigenschaften gegen Krebs, insbesondere Brust, - Gebärmutter – und Prostatakrebs.

Die Einnahme von Leinsamen unterdrückt auf Grund der Ballaststoffe den Hunger und kann so möglicherweise dabei helfen, Gewicht zu verlieren. Eine Studie, die Leinsamen in der Diät verschrieb, zeigte dass sie Entzündungswerte minderte. Leinsamen mindern das LDL – Cholesterin. Tierstudien unterstützen diese Aussage. ALA, die vorwiegend in Leinsamen vorkommende mehrfach ungesättigte Fettsäure, ist in mehreren Studien mit einem geringen Schlaganfall - und Herzinfarktrisiko sowie weniger Risiko für chronische Nierenerkrankungen in Verbindung gebracht worden.

In einer Studie gab man Teilnehmer mit Herzerkrankungen jeden Tag über ein Jahr 2,9 Gramm ALA. Die Gruppe, die ALA erhielt zeigte eine geringe Todesrate und weniger Herzattacken In einer weiteren Studie gab man Menschen mit Typ 2 Diabetes jeden Tag

**Makronährstoffe**

| **Frischer Leinsamen** | | geschroteter Leinsamen |
|---|---|---|
| **Energie** | 372 kcal | 379 kcal |
| **Eiweiß** | 24,40 g | 24,835 g |
| **Fett** | 30,90 g | 31,45 g |
| **Kohlenhydrate** | 0,00 g | 0,00 g |
| **Ballaststoffe** | 35,00 g | |
| **Stoffe** | 33,842 g | |

**Vitamine**

| | frische Leinsamen | geschrotete Leinsamen |
|---|---|---|
| **Vitamin A** | 80 | 81 |
| **Vitamin B1** | 290 | 148 |
| **Vitamin B2** | 560 | 399 |
| **Vitamin B3** | 1150 | 819 |
| **Vitamin B5** | 800 | 489 |
| **Vitamin B6** | 900 | 550 |
| **Vitamin B7** | 10 | 5 |
| **Vitamin B9** | 16 | 8 |
| **Vitamin E** | 1150 | 819 |

**Mineralstoffe**

| | frische Leinsamen | geschrotete Leinsamen |
|---|---|---|
| **Natrium** | 0,00 | 0,00 |
| **Kalium** | 500,00 | 509,00 |
| **Kalzium** | 230,00 | 234,00 |

| | frische Leinsamen | geschrotete Leinsamen |
|---|---|---|
| **Magnesium** | 350,00 | 356,00 |
| **Phosphor** | 660,00 | 672,00 |
| **Eisen** | 8200 µg | 8246 µg |
| **Zink** | 1500 µg | 1527 µg |
| **Kupfer** | 400 µg | 407 µg |

# HAFERFLOCKEN

**Allgemein**

Haferflocken werden aus Hafer hergestellt, für gewöhnlich aus dem vollen Korn. Nicht essbare Teile werden entfernt.

Haferflocken sind kalorienreichere Lebensmittel. Sie liefern einen hohen Kohlenhydratanteil bei wenig Fett und moderaten Mengen Protein. Der Zuckeranteil ist ebenfalls sehr gering und der Ballaststoffanteil ist sehr hoch.
Zudem liefern Haferflocken so gut wie alle B – Vitamine bis auf das Vitamin B12. Sie haben einen hohen Gehalt an Vitamin E und Vitamin K. Darüber hinaus enthalten sie hohe Mengen an Kalium bei gleichzeitig geringen Mengen an Natrium. Im Übrigen haben sie einen hohen Magnesium Gehalt und liefern gute Mengen Eisen, Zink und  Kupfer.

**Besonderheiten**
Sie sind besonders reich an Antioxidantien, die viele zahlreiche
gesundheitliche Vorteile haben unter anderem dienen sie als
Radikalfänger oder beugen vor kardiovaskulären Krankheiten vor.
Studien zeigen, dass Hafer, Haferflocken oder Haferkleie den
Cholesterinspiegel positiv beeinflussen können und das Risiko für
Herzerkrankungen mindern. Weitere Studien bestätigen ihren
positiven Effekt auf den Cholesterin Spiegel. Forscher schreiben
dieses dem Beta – Glukan zu.

Sie zeigen positiven Einfluss auf den Blutdruck und reduzieren bei
Personen mit Typ 2 Diabetes das Risiko für Übergewicht. Studien
zeigen ebenfalls, dass der Verzehr von Haferflocken als Frühstück
länger Satt macht und den Appetit zügelt im Vergleich zu anderen
Cerealien.

Ebenfalls stärken Haferflocken das Immunsystem.   Füttert man
Säuglinge mit Hafer-
flocken, zeigte dieses ein geringeres Risiko für eine Asthma
Entwicklung.

**Makronährstoffe**
Im rohen Zustand 370 Kalorien auf 100 Gramm:
- 10,00 Gramm Wasser
- 5,43 Gramm Ballaststoffe
- 12,53 Gramm Protein
- 63,29 Gramm Kohlenhydrate (davon sind 1,01 Gramm Zucker)
- 7,00 Gramm Fett

**Nennenswerte Mikronährstoffe**
**Vitamine**
- **Vitamin K**: 63 µg
- **Vitamin E**: 1455 µg
- **Vitamin B1**: 590 µg
- **Vitamin B2**: 150 µg
- **Vitamin B3**: 1000 µg
- **Vitamin B5**: 1090 µg
- **Zink**: 4,06 mg

•**Sodium**: 7,00 mg
•**Kalium**: 348,00 mg
•**Kalzium**: 54,00 mg
•**Eisen**: 4,61 mg
•**Kupfer**: 530 µg

•**Magnesium**: 139,00 mg

# KOKOSNUSS

**Allgemein**

Die Kokosnuss wächst an der Kokospalme (Kokosnusspalme).
Dieser ist ein tropischer Baum aus der Familie der Palmengewächse.
Kokosnüsse liefern moderate Mengen an Kalorien und liefern vor
allem Fett bei geringeren Mengen an Kohlenhydraten und Eiweiß.
Der Ballaststoffanteil ist sehr hoch. Darüber hinaus beinhalten sie
viele der B Vitamine und Vitamin E. Zudem sind geringe Mengen
Vitamin C enthalten. Kokosnüsse liefern sehr viel Kalium, bei
gleichzeitig geringer Menge Natrium. Auch enthält sie Magnesium,
Zink und Eisen.

**Besonderheiten**

Kokosnüsse sind reich an gesättigten Fettsäuren. Neue Studien
haben den Mythos, dass die gesättigten Fette die Arterien
verklumpen entkräftet.

Darüber hinaus sind Kokosnüsse reich an mittelkettigen Fettsäuren.
Langkettige Fette von Lipaseenzymen und Gallensäure werden zu

Glycerin und freien Fettsäuren gespalten. An- schließend werden sie als solche resorbiert und an Chylomikronen (einem Fett-Transporter) gebunden. Somit gelangen sie in das Lymphsystem. Säuren und ist vergleichbar mit der Resorptionsgeschwindigkeit von Traubenzucker. MCTs brauchen kein Carnitin um in die Mitochondrien zu gelangen. Untersuchungen deuten auf eine verstärkte Thermogenese bei der Verstoffwechslung von MCT im Vergleich zu   LCT hin.
Unser Körper benötigt mehr Energie, um MCT zu verstoffwechseln. Die Netto Energieausbeute aus 1g MCT fällt so unabhängig vom niedrigeren Energiegehalt pro Gramm nochmals geringer aus als aus 1g LCT. Dies führt zu einem höheren Kalorienverbrauch.
Eine Studie fand heraus, dass 15-30 Gramm MCT den Energieverbauch am Tag um 5% anheben können. Das entspricht in etwa 120 Kalorien pro Tag.
Ebenfalls enthalten Kokosnüsse Laurinsäure. Diese hat positive Eigenschaften gegenüber Bakterien. Die MCTs reduzieren in Studien den Appetit und verbessern den Cholesterinspiegel Da MCT-Fette die Ketogenese stärker ansprechen, werden sie gerne als Teilersatz für gewöhnliche Fette in einer ketogenen Diät eingesetzt. Dies ermöglicht in gewissen Fällen eine etwas höhere Aufnahmemenge an Kohlenhydraten ohne dabei aus dem Zustand der Ketose zu fallen und vermittelt einen proteinsparenden Effekt, da weniger Aminosäuren im Rahmen der Gluconeogenese zu Glucose umgewandelt werden müssen.

Da ketogene Diäten inzwischen nicht nur im Sportbereich, sondern auch in der Medizin immer häufiger zum Einsatz kommen, gewinnen auch MCT hier immer mehr an Bedeutung. Untersuchungen zeigen, dass die Leute, die viele Kokosnüsse konsumieren keine Herzkrankheiten haben und gesund sind.

**Makronährstoffe**
Kokosnüsse liefern 252 Kalorien auf 100 Gramm:
•30,74 Gramm Wasser
•**Zink**: 0,55 mg
•**Natrium**: 25,00 mg

•**Kalium**: 265,00 mg
•**Kalzium**: 14,00 mg
•**Eisen**: 1,57 mg

•**Magnesium**: 27,00 mg

# KOKOSÖL

**Allgemein**

Kokosöl (Kokosfett, Kokosnussöl) ist ein Pflanzenöl, das aus Kopra, dem Nährgewebe der Kokosnuss gewonnen wird.

Kokosöl liefert sehr viele Kalorien. Der Nährstoffdichte ist sehr hoch. Es liefert vor allem Fett, bei fast keinen Kohlenhydraten, Proteinen und   Ballaststoffen.

**Besonderheiten**

Kokosöl ist sehr reich an gesättigten Fettsäuren. Neue Studien haben den Mythos entkräftet der besagt gesättigte Fette, würden Arterien verklumpen. Kokosöl ist reich an mittelkettigen Fettsäuren. Während langkettige Fette von Lipaseenzymen und Gallensäure zu

Glycerin und freien Fettsäuren gespalten werden, als solche
resorbiert und an Chylomikronen (einem Fett-Transporter)
gebunden in das Lymphsystem gelangen, sind zur Resorption von
MCT weder Lipasen noch Gallensäuren nötig.
Sie werden auch nicht über das Lymphsystem transportiert, sondern
gelangen direkt vom Blut zur Leber. Dort werden sie dann
bevorzugt zur Oxidation (Energiebereitstellung über Fettsäuren) und
zur Bildung von Ketonkörpern (dem Ersatzsubstrat für Glucose)
verwendet. Die Resorption von MCT erfolgt daher wesentlich
schneller als die von   langkettigen
Energiegehalt pro Gramm nochmals geringer aus als aus 1g LCT.
Dies führt zu einem höheren Kalorienverbrauch. Eine Studie fand
heraus, dass 15-30 Gramm MCT den Energieverbauch am Tag um
5% anheben können. Das entspricht in etwa 120 Kalorien pro Tag.
Ebenfalls enthält Kokosöl Laurinsäure. Diese hat positive
Eigenschaften gegenüber Bakterien. Kokosöl reduziert in Studien
den Appetit.
In einer Studie verbesserte es das HDL – Cholesterin, bei
gleichzeitiger Abnahme des   LDL
–Cholesterins und des Gesamtcholesterins. In Tierstudie verringerte
es zusätzlich die Triglyceride Da MCT-Fette die Ketogenese stärker
ansprechen, werden sie gerne als Teilersatz für gewöhnliche Fette in
einer ketogenen Diät eingesetzt.
Dies ermöglicht in gewissen Fällen eine etwas höhere
Aufnahmemenge an Kohlenhydraten ohne dabei aus dem Zustand
der Ketose zu fallen und vermittelt einen proteinsparenden Effekt,
da weniger Aminosäuren im Rahmen der Gluconeogenese zu
Glucose umgewandelt werden müssen.
Da ketogene Diäten inzwischen nicht nur im Sportbereich sondern
auch in der Medizin immer häufiger zum Einsatz kommen,
gewinnen auch MCT hier immer mehr an Bedeutung. Es führt zu
Verbesserungen der Haut. In Studien an Menschen konnte es die
Gewichtsabnahme unterstützen, bei einer Abnahme des BMI und
des   Taillenumfangs.

**Makronährstoffe**
Kokosöl liefert 878 Kalorien auf 100 Gramm:
•0,09 Gramm Wasser
•0,00 Gramm Ballaststoffe
•0,08 Gramm Protein (davon sind 0,01 Gramm Kohlenhydrate)
•**Vitamin E**: 2121 µg

Mineralstoffe
•**Natrium**: 2,00 mg
•**Kalium**: 2,00 mg
•**Kalzium**: 2,00 mg

•**Eisen**: 0,02 mg

# SÜSSKARTOFFEL

**Allgemein**

Die Süßkartoffel ist eine Nutzpflanze, die zu den Windengewächsen gehört.

Die Süßkartoffel liefert etwas mehr Kalorien als die Kartoffel, hat aber noch eine geringe bis moderate Kohlenhydratmenge auf 100 Gramm. Sie ist fettarm und liefert nur eine kleine Menge an Protein. Der Wassergehalt ist mit knapp unter 70 Gramm hoch. Der Kohlenhydratanteil ist bei Süßkartoffel ebenfalls etwas höher als bei Kartoffel. Sie kann als Kohlenhydratträger gezählt werden. Süßkartoffeln liefern vor allem Vitamin C, Vitamin A und Vitamin E. Zu beachten ist, dass sich die Vitamine ändern je nach dem wie die Süßkartoffel verzehrt wird. Süßkartoffeln liefern zudem eine gute Menge an Mineralstoffen. Nennenswert ist vor allem der Gehalt an Kalium. Zu beachten ist, dass sich die Mineralstoffe ändern je nach dem, wie sie verzehrt wird.

## Besonderheiten

Reich an dem Antioxidant Beta-Carotin. Dies kann den Vitamin A Spiegel erhöhen. Weiterhin ist Chlorogensäure ein Polyphenol mit antioxidativer Aktivität in Süßkartoffeln vertreten. Genauso wie Anthocyane, denen ebenfalls antioxidative Eigenschaften.
Der Konsum von Süßkartoffeln wird oft mit einem guten Lebensstil und Ernährungsbewusstsein in Verbindung gebracht. Die Farbe des Fleisches hat Einfluss auf die antioxidative Aktivität in Süßkartoffeln.

Die höchste Aktivität ist in den Sorten lila, tief orange und rot enthalten. Weiterhin steht die Farbe direkt mit dem Beta Carotin Gehalt in Verbindung Orange Süßkartoffeln beinhalten das Beta Carotin mit der höchsten Bioverfügbarkeit. Mit dem Kochen erhöht sich die Aufnahme an Antioxidantien und Vitamin C, während andere pflanzliche Verbindungen leicht abnehmen.

## Makronährstoffe

Im rohen Zustand 111 Kalorien auf 100 Gramm:
- 3,14 Gramm Ballaststoffe
- 1,63 Gramm Protein
- 24,08 Gramm Kohlenhydrate
- 0,60 Gramm Fett
- 68,94 Gramm Wasser

## Nennenswerte Mikronährstoffe
### Vitamine
- **Vitamin C**: 30000 µg (roh m. Haut: 2400 µg)
- **Vitamin A**: 1426 µg
- **Vitamin E**: 600 µg (roh m. Haut: 260 µg)
- **Vitamin B1**: 64 µg
- **Vitamin B2**: 50 µg
- **Vitamin B3**: 600 µg
- **Vitamin B5**: 830 µg
- **Vitamin B7**: 0,4 µg

•**Kalzium**: 35,00 mg
•**Eisen**: 850 µg
•**Phosphor**: 45,00 mg
•**Kupfer**: 160 µg

•**Magnesium**: 25,00 mg

# JOGHURT

**Allgemein**

Bei Joghurt handelt es sich um über Milchsäurebakterien verdickte Milch mit einem säuerlichen Geschmack. Naturjoghurt liefert selbst in der Vollfettstufe eine geringe Nährstoff- dichte und dementsprechend wenig Kalorien. Die Makronährstoffverteilung ist relativ ausgeglichen, der Wassergehalt ist hoch. Ballaststoffe liefert Joghurt nicht.

Naturjoghurt liefert viele B Vitamine. Auch Vitamin A, Vitamin C und Vitamin E sind in Naturjoghurt enthalten. Ergänzend hat er auch ein hohes Kalium – und Kalziumgehalt. Auch die Menge an Zink ist nennenswert. Darüber hinaus liefert er ebenfalls Natrium und geringe Mengen an Magnesium und Eisen.

**Besonderheiten**

Naturjoghurt gibt es in verschiedenen Fettstufen. Ein Blick auf die Nährwerte verrät wie viel Kalorien die verschiedenen Sorten haben und wie sich die Makronährstoffe verteilen. Fettarmer Joghurt muss nicht zwangsläufig die beste Lösung sein, da dieser oftmals sehr viel beigesetzten Zucker enthält.

Und Phosphor verbessert und dazu beiträgt den Blutdruck zu senken. Die restlichen 20 % setzen sich aus Molkenprotein zusammen. Es unterstützt mit dem richtigen Timing der Aufnahme bei der Gewichtsreduzierung. Auch positive Effekte auf den Blutdruck wurden bereits nachgewiesen.

Bei Probiotika handelt es sich um lebende Bakterien (Mikroorganismen), die vorwiegend in milchsauren Produkten vorkommen und allgemein als „gesundheitsfördernd" beworben werden. Es gibt einige Untersuchungen, die Probiotika positive Effekte nachsagen.

Zum einen verbessern sie das Immunsystem und tragen zu einem niedrigen Blutcholesterin bei.

Ebenfalls scheinen sie gegen Durchfall oder bei Verstopfungen zu helfen. Interessant ist auch der Einfluss auf die Laktoseverträglichkeit. Ein regelmäßiger Verzehr kann bei Patienten mit Bluthochdruck selbigen reduzieren. Milch Allergien sind selten, aber häufiger bei Kindern als bei Erwachsenen.

**Makronährstoffe**
Die Vollfettstufe 66 Kalorien auf 100 Gramm:
•87,36 Gramm Wasser
•0,00 Gramm Ballaststoffe
•3,30 Gramm Protein
•4,00 Gramm Kohlenhydrate; 4,00 Gramm Zucker
•3,80 Gramm Fett
**Nennenswerte Mikronährstoffe**
**Vitamine**
•**Vitamin A**: 33 µg
•**Vitamin B2**: 180 µg
•**Vitamin B3**: 90 µg
•**Sodium**: 50,00 mg
•**Kalium**: 160,00 mg
•**Kalzium**: 130,00 mg
•**Eisen**: 0,05 mg

•**Magnesium**: 12,00 mg

# OLIVENÖL

**Allgemein**

Das Olivenöl wird aus dem Fruchtfleisch und dem Kern der Oliven gepresst und ist ein Pflanzenöl. Im Durchschnitt lässt sich aus 5kg Oliven etwa 1l Olivenöl pressen.

Die Aufstellung zeigt eindeutig, dass es sich bei Olivenöl um einen reinen Fettlieferanten handelt. Der Proteingehalt liegt bei 0. Der Kohlenhydratgehalt ist zu vernachlässigen. Ballaststoffe liefert Olivenöl logischerweise ebenfalls 0. Aufgrund des geringen Wassergehalts eines Öles ist die Kaloriendichte entsprechend hoch. Olivenöl setzt sich aus den drei hauptsächlich vertretenden Fettsäuren Palmitinsäure, der einfach ungesättigten Ölsäure und der mehrfach ungesättigten Linolsäure (Omega 6) zusammen. Anteilig sind die einfach ungesättigten Fettsäuren auf Platz 1, gefolgt von den gesättigten Fetten und letztlich die mehrfach ungesättigten Fettsäuren.

Bei Ölsäure handelt es sich um eine sog. Omega-9-Fettsäure, die in fast allen tierischen und pflanzlichen Fetten und Ölen vorkommt.

Das Omega-6 / Omega-3-Verhältnis liegt bei 2:1. Auch hat Olivenöl ein schlechtes Verhältnis von mehrfach ungesättigten Fetten zu gesättigten Fetten, wird aber auf Grund der positiven Eigenschaften immer empfohlen.

Je nach Olivensorte liefert Olivenöl unterschiedlich hohe, aber signifikante Mengen an Vitamin A.

Olivenöl wird in verschiedene Güteklasse aufgeteilt, die Informationen über die Qualität des Olivenöls geben. Sie reichen von „extra natives Olivenöl", über „natives Olivenöl" bis hin zum „Olivenöl". Extra natives Olivenöl wird immer kalt und mechanisch gepresst. Das Öl muss strenge chemische und sensorische Hürden bestehen, ehe es als Güteklasse 1-Produkt in den Handel kommt. Meist ist „extra-natives Olivenöl hellgrün und besitzt einen fruchtigen Geschmack.

Neben dem Begriff „extra nativ" handelt es sich auch bei Ölen mit der Bezeichnung „Virgen extra", „Extra Vergine", „Vierge Extra" und „Extra Virgin" um diese Kategorie. Sie werden in der Regel für Salatdressings oder Dips verwendet, nicht jedoch zum Kochen, da ihr Rauchpunkt nicht derart hoch ausfällt wie bei raffiniertem Olivenöl (etwa 180 Grad). Tests beweisen immer wieder, dass als „extra native" Öle nicht unbedingt den Standards entsprechen.

Ein echtes extra natives Olivenöl liefert neben Informationen zur Herkunft, dem Erntejahr, dem Gehalt freier Fettsäuren (unter 0,8%), der verwendeten Sorte und dem Erzeuger zudem Informationen über das Ergebnis aus der sensorischen Prüfung. Weniger makelloses Olivenöl erhält die Bezeichnung „nativ". Auch diese Vertreter stammen aus kalter Pressung und werden ohne Raffination gewonnen. Seine kräftige Farbe erhält natives Olivenöl, da es meist aus zweiter Pressung gewonnen wird und hier mehr Chlorophyll mit ausgepresst wird.

Natives Olivenöl hat zudem einen kräftigen Geschmack. Es wird ebenfalls hauptsächlich für Salatdressings verwendet. Für diese

Güteklasse wird raffiniertes Öl mit kleinem Anteil nativem Öl verwendet. Die eigentlich von Olivenöl zu erwartenden gesundheitlichen Vorzüge sind bei dieser Güteklasse nicht oder nur sehr viel geringer zu erwarten. Der Anteil   an Antioxidantien, die vor Krankheiten schützen können, Entzündungen mindern und positive Effekte auf das Cholesterin haben. Besonders zu nennen ist in diesem Zusammenhang Oleocanthal welches ähnlich wirkt wie Ibuprofen.

Ein Review wies Olivenöl nach, das Risiko für Herzkrankheiten und Schlaganfälle reduzieren zu können. Olivenöl spielt eine Hauptrolle in mediterrane Diät, die dafür bekannt ist signifikante Minderungen von Herzkrankheiten zu haben.

Weiterhin ist eine solche Diät mitunter auch mit reichlich Olivenöl in Bezug auf die Reduzierung von Gewicht sehr vorteilhaft. Es hat ebenfalls positive Effekte auf   das Cholesterin. Es reduziert ebenfalls den Blutdruck, ein Hauptgrund für Herzkrankheiten

In einer Tierstudie zeigte es positive Effekte gegen Alzheimer. In einer Studie   an Menschen wirkte es sich positiv auf kognitive Leistung aus, zeigte eine Verbesserung der Insulinsensivität und den Blutzucker. Letztere sind besonders Interessant für Diabetiker und hat schützende Eigenschaft vor Krebs.

**Makronährstoffe**
Im rohen Zustand 881 Kalorien auf 100 Gramm:
•0,00 Gramm Ballaststoffe
•0,00 Gramm Protein
•0,20 Gramm Kohlenhydrate
•99,60 Gramm Fett

**Nennenswerte Mikronährstoffe**
**Vitamine**
•**Vitamin C**: 0 µg
•**Vitamin A**: 157 µg
•**Vitamin E**: 0 µg
•        **Vitamin E**: 14,35 mg
•**Vitamin B1**: 0 µg

**Mineralstoffe**

•**Zink**: 60 µg
•**Sodium**: 1,00 mg
•**Kalium**: 0,00 mg
•**Kalzium**: 1,00 mg
•**Eisen**: 100 µg
•**Phosphor**: 1,00 mg
•**Kupfer**: 70 µg
•**Magnesium**: 0,00 mg

# LEINÖL

**Allgemein**

Leinöl ist ein Pflanzenöl, welches aus Leinsamen gewonnen wird. Leinsamen sind die reifen Samen von Öl lein.

Leinöl ist hochkalorisches Lebensmittel. Man sollte beachten, dass das Öl nur Fett und   kein Protein, Kohlenhydrate oder Ballaststoffe. Das Fett setzt sich vorwiegend aus mehrfach ungesättigten Fetten zusammen. Gesättigte und einfach ungesättigte Fette sind im geringen Maß vorhanden. Bei den mehrfach ungesättigten Fetten überwiegt die Linolensäure. Bei dieser muss man in zwei Arten unterscheiden: Alpha – Linolensäure ist eine essentielle Omega 3 Fettsäure.

Sie ist über keinen Stoffwechselschritt kopierbar oder herstellbar und muss somit zur Bedarfsdeckung über die Nahrung zugeführt werden. Linolensäure wird durch das Enzym Deltadesaturase" im Körper zu Eicosapentaensäure (EPA) umgewandelt. Große Mengen befinden sich neben Leinsamen auch in Soja-, Raps- und

Hanföl. EPA, auch besser bekannt als Fischöl, ist die zweite Linolensäure.

Sie kann vom Körper so aufgenommen werden. Leinöl enthält vorwiegend pflanzliche Al-

Phan – Linolensäure. Die Umwandlung von pflanzlichem Alpha – Linolensäure zu die   für

Leinöl verbessert in einer Menschenstudie minimal den Cholesterin-Spiegel und zeigt ähnlich positive Effekte wie Olivenöl.

In einer weiteren Studie stieg der ALA und EPA Spiegel im Blut nach vierwöchiger Einnahme von 10 Gramm Leinöl an, der DHA Gehalt hingegen nicht. Weiterhin sank der Ge- halt an LDL – Cholesterin.

Gerade für Leute, die komplett auf Fisch verzichten und Leinöl als Alternative Omega 3 Quelle nutzen, ist es nicht einfach aus den für den Menschen verwertbaren EPA/DHA Ge- halt zu kommen.

Die in Leinöl enthaltenen Fettsäuren werden schnell ranzig. Sie oxidieren. Dies passiert besonders bei Ölen mit einem hohen Anteil mehrfach ungesättigter Fettsäuren, da sie an- fällig auf Licht und Hitze reagieren. Beim Kauf empfiehlt es sich kleinere Flaschen zu kaufen und es kühl und lichtgeschützt aufzubewahren.

**Makronährstoffe**
Im unverarbeiteten Zustand liefern 100 Gramm 879   Kalorien:
•490,00 Milligramm Wasser
•0,00 Gramm Ballaststoffe
•0,00 Gramm Protein
•0,00 Gramm Kohlenhydrate
•99,50 Gramm Fett
**Nennenswerte Mikronährstoffe**
**Vitamine**
•**Vitamin C**: 0 µg
•**Vitamin A**: 0 µg
•**Vitamin E**: 0 µg

**Mineralstoffe**
•**Zink**: 0 µg

•**Sodium**: 1,00 mg
•**Kalium**: 1,00 mg
•**Kalzium**: 1,00 mg
•**Eisen**: 0 µg
•**Phosphor**: 1,00 mg
•**Kupfer**: 0 µg

•**Magnesium**: 1,00 mg

# ZUCCHINI

**Allgemein**

Zucchini sind eine Unterart der Gartenkürbisse in der Pflanzenfamilie der Kürbisgewächse. Die Zucchini hat eine sehr geringe Kaloriendichte. Die Makronährstoffe sind alle in geringen Mengen vertreten. Der hohe Wassergehalt sorgt für ausreichend Sättigung und kann mitunter dabei helfen, Körpergewicht zu reduzieren. Zucchini liefern vor allem Vitamin C. Nennenswert sind auch die Mengen an Vitamin E, A und  K.

Da es sich bei diesen dreien um fettlösliche Vitamine handelt, sollten Zucchini möglichst mit Fett aufgenommen werden. Andere Vitamine sind in moderaten bis geringen Mengen enthalten. Darüber hinaus liefert Die Zucchini vor allem Kalium bei zeitgleich wenig Natrium. Das Natrium/Kalium – Verhältnis verschiebt sich so sehr auf die Seite des Kaliums. Nennenswert ist auch die Menge an Eisen und Zink. Die Zucchini enthält die an- deren Mineralstoffe alle in moderaten bis geringen Mengen.

**Besonderheiten**

Zucchini enthalten Phytochemikalien, das heißt Polyphenole, Caretinoide, Glucosinolate und Ascorbinsäure. Alle haben eine antioxidative Aktivität. In einer Studie wurden verschiedene Kochpraktiken auf die Inhaltsstoffe der Zucchini untersucht. Die Behandlung mit Wasser erhielt die meiste antioxidative Aktivität, insbesondere Carotinoide.

**Makronähstoffe**
•94,79 Gramm Wasser
•1,00 Gramm Ballaststoffe
•1,21 Gramm Protein
•3,11 Gramm Kohlenhydrate (davon sind 2,50 Gramm Zucker)
•0,32 Gramm Fett

**Nennenswerte Mikronährstoffe**
**Vitamine**
•**Vitamin C**: 17,9 mg
•**Vitamin A**: RAE: 10 µg
•**Vitamin A**: IU: 200 IU
•**Vitamin K**: 4,3 µg
•**Vitamin B6**: 0,163 mg
•**Vitamin E**: 0,12 mg

**Mineralstoffe**
•**Zink**: 0,32 mg
•**Sodium**: 8,00 mg
•**Kalzium**: 16,00 mg
•**Magnesium**: 18,00 mg
•**Eisen**: 0,37 mg

•**Kalium**: 261,00 mg

# BUTTER

**Allgemein**

Bei Butter handelt es sich um ein meist aus dem Rahm der Milch hergestelltes Streichfett. Die EU – Ordnung gibt für Butter einen Mindestanteil von 80 % Milchfett aus.

Butter hat eine hohe Nährstoffdichte. Die Kalorien setzen sich so gut wie   ausschließlich aus Fett zusammen. Eiweiß und Kohlenhydrate sind nur in spuren enthalten. Ballaststoffe liefert Butter keine, Wasser nur in sehr geringen Mengen. Butter besteht im Regelfall aus Kuhmilch, es sind aber Varianten aus Schafmilch und Ziegenmilch erhältlich. Der Fettanteil besteht größtenteils aus gesättigten Fetten.

Wie genau sich die Fette zusammensetzen, ist unter anderem von der Fütterung der Nutztiere abhängig. Die Butter ist reich an Vitamin A und Vitamin E. Alle anderen Vitamine sind in moderaten Mengen enthalten. Anzumerken ist, dass sich die Werte auf 100 Gramm beziehen und dass eine Portionsgröße bei Butter wesentlich geringer   ausfällt.

Butter enthält anteilig alle Mineralstoffe in geringen bis moderaten Mengen Besonderheiten

Butter ist reich an ungesättigten Fetten. Diese zeigen, dass sie das Blutprofil verbessern
können, indem sie das Aufkommen an HDL – Cholesterin steigern. HDL – Cholesterin.
Unterschiede in der Qualität der Butter gibt es erhebliche. Sie resultieren aus der Fütterung der Nutztiere, also darauf ob Milchkühe Gras oder Mastfutter auf Getreide (Mais)- Basis fressen. In den USA ist der Anteil an grasgefütterten Kühen sehr gering, während in anderen Ländern wie Neuseeland oder Irland, gerade in den Sommermonaten, die Zahl höher ausfällt. Durch das frische Gras wird die Butter in der Qualität besser. Sie enthält mehr Omega 3 Fettsäuren und mehr konjugierte Linolsäure (CLA).

Außerdem enthält die Butter von gras gefütterten Kühen mehr Carotine und Tocopherole. Auch deshalb empfiehlt es sich beim Kauf der Butter auf Worte wie „von grasgefütterten Kühen" zu achten. Milchfett liegt in der Regel in der Milch in Kügelchen vor. Diese Kügelchen werden von einer Membran (primäre Fettkügelchenmembran) umhüllt und geschützt.

Sie besteht größtenteils aus einer Substanz mit emulgierendem Charakter vor allem aus Phospholipiden, Lipoproteinen und Cholesterol, was zu einer gleichmäßigen Verteilung der Fettkügelchen in der wässerigen Phase beiträgt. Diese Membran scheint laut einer Studie Effekte auf das Cholesterin zu reduzieren. Butter verliert während der Herstellung aus Rahm viel von dieser Membran und kann so möglicherweise deutlichere Effekte auf den Cholesterin Spiegel haben.

**Makronährstoffe**
Im rohen Zustand 717 Kalorien auf 100 Gramm:
•17,94 Gramm Wasser
•0,00 Gramm Ballaststoffe
•0,85 Gramm Protein

•0,06 Gramm Kohlenhydrate
•81,11 Gramm Fett

**Vitamine**
•**Vitamin B2**: 22 µg
•**Vitamin B3**: 34 µg
•**Vitamin B5**: 47 µg
•**Vitamin B6**: 5 µg
•**Vitamin B7**: 0 µg
•**Vitamin B9**: 1 µg
•**Vitamin K**: 60 µg

**Mineralstoffe**
•**Zink**: 0,23 mg
•**Sodium**: 5,00 mg
•**Kalium**: 16,00 mg
•**Kalzium**: 13,00 mg
•**Eisen**: 0,09 mg
•**Phosphor**: 21,00 mg
•**Kupfer**: 15 µg

•**Magnesium**: 3,00 mg

# MOZZARELLA

**Allgemein**

Mozzarella ist ursprünglich italienischer Pasta Filata Käse aus der Milch des Wasserbüffels oder des Hausrinds. Es gibt durchaus Mozzarella Sorten die auch heute noch einem Gemisch dieser Milcharten entspringen. Der Fettgehalt beträgt 50% (Büffel) oder 45% (Kuh).
Sie liefert vor allem Fett und Eiweiß. Kohlenhydrate sind nur in geringen Mengen vorhanden. Auch Teile der B Vitamine, Vitamin A und Vitamin E sind beinhaltet. Ferner hat Mozzarella ein hohes Natrium – und Kalziumgehalt. Auch die Menge an Zink ist nennenswert.

**Besonderheiten**

Mozzarella zählt zu den sog. Pasta-Filata-Käsesorten. Bei diesem Verfahren wird der Käsebruch (die geschnittene Gallerte) mit heißem Salzwasser überbrüht, während er geknetet und in seine Form gebracht wird. Mozzarella stammt ursprünglich aus Italien wo er bevorzugt mit Büffelmilch hergestellt wurde. Kauft man heutzutage einen Mozzarella wird dieser mit ziemlicher Sicherheit wie die meisten anderen Käsesorten auch aus Kuhmilch bestehen. Ehrengehalt. Je nach Zielsetzung kann man Mozzarella also sowohl für Reduktionsdiäten als auch für Aufbauphasen, beispielsweise als Zwischenmahlzeit verwenden. Mit der Lagerung nahm das Cholesterin in Mozzarella Käse zu.
Der Anstieg war in Sorten mit mehr Fett höher als in Sorten mit weniger Fett. [1] Eine andere Untersuchung stellte keine Veränderung des Cholesteringehaltes bei einer kühlen Lagerung fest. Mozzarella ist reich an Kalzium. In einer Studie an Menschen,

zeigte Kalzium positive Eigenschaften gegenüber Krebs und kann die Fettverbrennung möglicherweise unterstützen.

**Makronährstoffe**
263 Kalorien auf 100 Gramm:
•58,20 Gramm Wasser
•0,00 Gramm Ballaststoffe
•17,12 Gramm Protein
•1,75 Gramm Kohlenhydrate (davon sind 0,00 Gramm Zucker)
•20,99 Gramm Fett

**Nennenswerte Mikronährstoffe**
**Vitamine**
•**Vitamin A**: 226 µg
•**Vitamin B2**: 330 µg
•**Vitamin B3**: 60 µg
•**Vitamin B6**: 30 µg
•**Vitamin E**: 456 µg

**Mineralstoffe**
•**Zink**: 2,71 mg

•**Sodium**: 187,00 mg

# HÜTTENKÄSE

**Allgemein**

Hüttenkäse ist eine Frischkäsesorte. Er wird auf Grund seiner körnigen Struktur auch als körniger Frischkäse bezeichnet. Der Hüttenkäse ist fett - und kohlenhydratarm. Er liefert viel Eiweiß. Der Wassergehalt ist sehr hoch, während er keine Ballaststoffe liefert. Zudem liefert der körnige Frischkäse Teile der B Vitamine sowie geringe Mengen an Vitamin A und Vitamin E. Darüber hinaus ist Vitamin K in Spuren enthalten. Daneben hat der körnige Frischkäse hohe Mengen an Natrium und Kalzium. Auch die anderen Mineralstoffe wie Kalium oder Zink im körnigen Frischkäse enthalten.

**Besonderheiten**

Körniger Frischkäse wird in verschiedenen Fettgehaltstufen angeboten. Gängige Sorten sind die mit 20 und 40 Prozent Fett in der Trockenmasse aber auch fettarme Sorten. Dank des geringen Kohlenhydrats und Fettgehaltes bei gleichzeitig hohen Mengen Protein eignet er sich hervorragend für Diäten.

Laut Studien trägt der Verzehr von Milchprodukten zu einer Verbesserung der Herzgesundheit bei und unterstützt gegen Bluthochdruck. Hüttenkäse ist reich an Kalzium. Forscher fanden heraus, dass Kalzium die Fettverbrennung unterstützen   kann. Kasein macht den größten Bestandteil im Protein aus.

Verzehr zeigt. Milchallergien sind bei Kindern häufiger als bei Erwachsenen aber im Allgemeinen nicht sehr oft.

**Makronährstoffe**

102 Kalorien auf 100 Gramm:

•78,34 Gramm Wasser
•0,00 Gramm Ballaststoffe
•12,60 Gramm Protein
•2,60 Gramm Kohlenhydrate (davon sind 2,60 Gramm Zucker)
•4,30 Gramm Fett

**Nennenswerte Mikronährstoffe**
**Vitamine**
•**Vitamin A**: 55 µg
•**Vitamin B2**: 250 µg
•**Vitamin B3**: 100 µg
•**Vitamin B5**: 570 µg
•**Vitamin E**: 70 µg
•**Vitamin K**: 5 µg

**Mineralstoffe**
•**Zink**: 0,50 mg
•**Sodium**: 380,00 mg
•**Kalium**: 80,00 mg
•**Kalzium**: 80,00 mg

•**Eisen**: 0,10 mg

•**Magnesium**: 8,00 mg

# ZIEGENKÄSE

**Allgemein**

Ziegenkäse ist Käse aus der Ziegenmilch.
Er liefert vor allem Protein und Fett. Kohlenhydrate sind nur in sehr geringen Mengen enthalten. Der Ziegenkäse ist daher für kohlenhydratbewusste Diäten sehr gut geeignet. Auf Grund des hohen Kaloriengehaltes sollte er aber mit Bedacht verzehrt werden. Ziegenkäse erhält hohe Mengen an Salz und Kalzium. Auch Eisen und Magnesium sind in geringen Mengen enthalten.

**Besonderheiten**

Damit der Ziegenkäse als „Ziegenkäse" in Deutschland deklariert werden kann, sollte er zu 100 % aus Ziegenmilch bestehen. Oft ist aber in Teilen Kuh – oder Schafsmilch untergemischt. Der Eiweißanteil setzt sich unter anderem aus Kasein und Molke Protein zusammen.
Den Ziegenkäse gibt es als Frisch-, Weich – und Schimmelkäse aber auch als Hartkäse. Gesättigte Fette werden oft in Verbindung mit Herzkrankheiten gebracht. Ein Review widerlegt diese Aussage. Sie

haben ebenfalls keine negativen Auswirkungen auf die Artesorption und zu einer Verbesserung des Knochenstoffwechsels   führt. Studien zeigen, dass Leute mit einer Allergie gegen Kuhmilch Ziegenmilch vertragen. Ein Grund dafür könnte sein, dass sie weniger Laktose bzw. Milchzucker enthält. In einem Tierversuch hat Ziegenmilch sogar positive Effekte auf den   Cholesterinspiegel.

**Makronährstoffe**
364 Kalorien auf 100 Gramm:
•45,00 Gramm Wasser
•21,50 Gramm Protein
•2,50 Gramm Kohlenhydrate; 2,50 Gramm Zucker
•29,80 Gramm Fett

**Mineralstoffe**
•        **Salz**: 1,3081 g
•**Kalzium**: 300,00 mg
•**Eisen**: 1,60 mg

•**Magnesium**: 29,00 mg

# BOHNEN

**Allgemein**

Die als Bohnen bezeichneten Pflanzen gehören fast alle zur Tribus Phaseoleae in der Unterfamilie der Schmetterlingsblütler.

Die Stangenbohne gehört zu den niedrigkalorischen Lebensmitteln. Sie liefert wenig Kohlenhydrate, Eiweiß und fast kein Fett. Sehr hoher Wasser – und Ballaststoffgehalt sorgen für ausreichend Sättigung und können mitunter dabei helfen, Körpergewicht zu reduzieren. Stangenbohnen liefern viel Vitamin C. Auch fast alle B

– Vitamine sind in Stangenbohnen enthalten. Weiterhin enthalten sie Vitamin A und Vitamin K.
Darüber hinaus enthalten Stangenbohnen viel Kalium, bei gleichzeitig geringen Mengen an Natrium. Das Natrium/Kalium-Verhältnis liegt eindeutig aufseiten des Kaliums. Nennenswert sind auch die Mengen an Zink. Stangenbohnen enthalten außerdem Magnesium, Eisen und Kalzium.

**Besonderheiten**
Grüne Bohnen haben antioxidatives Potenzial, hervorgerufen durch einen gewissen Gehalt an Flavonoiden und Phenolen. Flavonoide werden ebenfalls ein Schutz gegen Herzkrankheiten, entzündungshemmende Eigenschaften nachgesagt. Sie dienen zudem als Bohnen enthalten weiterhin Carotinoide, die aber von dem Chlorophyllgehalt überboten werden, weshalb die Bohnen ihre grüne Farbe haben. Studien zeigen ihren positiven Effekt gegenüber Krebs, unter anderem auch durch den Gehalt an Ballaststoffen hervorgerufen und auch ihre Eigenschaften gegenüber Diabetes.

**Makronährstoffe der Stangenbohne**
Im rohen Zustand 25 Kalorien auf 100 Gramm:
•88,65 Gramm Wasser
•3,00 Gramm Ballaststoffe
•2,39 Gramm Protein
•3,20 Gramm Kohlenhydrate (davon sind 1,18 Gramm Zucker)
•0,24 Gramm Fett

**Nennenswerte Mikronährstoffe**
**Vitamine**
•**Vitamin C**: 20,00 mg
•**Vitamin A**: 56 µg
•**Vitamin K**: 22 µg
•**Vitamin B1**: 81 µg

•**Vitamin B2**: 120 µg
•**Vitamin B3**: 570 µg
•**Vitamin B5**: 500 µg
•**Vitamin E**: 132 µg

**Mineralstoffe**
•**Zink**: 0,34 mg
•**Sodium**: 2,00 mg
•**Kalzium**: 57,00 mg

•**Kalium**: 248,00 mg

# LINSE

**Allgemein**

Die Linse ist eine Pflanzenart aus der Gattung Linsen in der Unterfamilie der Schmetterlingsblütler. Linsen zeichnen sich durch einen moderaten Kaloriengehalt aus. Sie liefern viel Eiweiß und Kohlenhydrate und wenig Fett. Der Ballaststoffanteil ist sehr hoch. Dies kann zu ausreichend Sättigung führen. Zudem liefert Linsen viel Vitamin E. Alle anderen Vitamine sind in moderaten bis minimalen Mengen enthalten. Darüber hinaus liefern Linsen ordentlich Mineralstoffe. Das Natrium/Kalium – Verhältnis ist eindeutig aufseiten des Kaliums.

**Besonderheiten**

Eine Analyse von Linsen zeigt ihre antioxidative Aktivität und den Gehalt an Phenolen. Dies eignet sich gut um den Körper vor freien Radikalen zu schützen. Linsen könnten laut einer Studie positive Effekte gegen Atherosklerose haben. Ebenfalls enthalten Linsen Flavonoide. Flavonoide werden ebenfalls eine hohe antioxidative Aktivität, ein Schutz gegen Herzkrankheiten,

entzündungshemmende Eigenschaften nachgesagt sowie als Präventionsmaßnahme gegen Krebs eingesetzt.
In einer Tierstudie zeigte die Einnahme von Linsen in der Diät positive Effekte auf das
LDL – Cholesterin. Ein guter Cholesterin-Spiegel trägt zur Aufrechterhaltung der Gesundheit.


**Makronähstoffe**
Im rohen Zustand 329 Kalorien auf 100 Gramm:
•12,00 Gramm Wasser
•10,60 Gramm Ballaststoffe
•23,50 Gramm Protein
•49,30 Gramm Kohlenhydrate
•1,40 Gramm Fett


**Nennenswerte Mikronährstoffe**
**Vitamine**
•**Vitamin C**: 1,00 mg
•**Vitamin A**: 0,02 mg
•**Vitamin E**: 1,14 mg
•**Vitamin B2**: 0,26 mg
•**Vitamin B1**: 0,45 mg
•**Vitamin B6**: 0,57 mg
•**Folsäure**: 233.00 µg

**Mineralstoffe**
•**Salz**: 0,09 g
•**Eisen**: 7,50 mg
•**Zink**: 3,60 mg
•**Magnesium**: 129,00 mg
•**Kalium**: 840,00 mg

•**Kalzium**: 71,00 mg

•**Phosphor**: 411,00 mg

# ERBSE

**Allgemein**

Die Erbse ist eine Pflanzenart aus der Gattung der Erbsen in der Unterfamilie der Schmetterlingsblütler. Sie haben eine geringe Nährstoffdichte und liefern viele Kohlenhydrate und Eiweiß bei wenig Fett. Der Ballaststoffanteil ist sehr hoch. Dies kann zu ausreichend Sättigung führen. Erbsen liefern viel Vitamin B3 und Vitamin B5. Auch die anderen Vitamine sind in moderaten Mengen vertreten. Darüber hinaus liefern sie vor allem Kalium bei gleichzeitig wenig Natrium. Nennenswert ist auch der Anteil an Phosphor und Magnesium.

**Besonderheiten**

Erbsen enthalten Phenole und Flavonoide, die eine gewissen antioxidative Kapazität haben und sich gut eignen um den Körper vor freien Radikalen zu schützen Flavonoide wer- den ebenfalls eine hohe antioxidative Aktivität, ein Schutz gegen Herzkrankheiten, entzündungshemmende Eigenschaften nachgesagt sowie als Präventionsmaßnahme gegen Krebs eingesetzt.

In einer Vergleich Studie mit Bohnensorten zeigte die Erbse den höchsten Vitamin C Ge halt. Ebenfalls enthalten Erbsen Tocopherol,

Carotin, Chlorophyll sowie Saponin Erbsen liefern ebenfalls Coumestrol, welches laut einer Studie schützende Eigenschaften vor Krebs hat. Eine Studie, die die Bioverfügbarkeit von Eisen bei verschiedenen Erbsen 12h eingeweicht bzw. 80 Minuten gekocht die meisten Giftstoffe verlieren.


**Makronährstoffe**
Tiefgefroren und ungekocht 86 Kalorien auf 100 Gramm:
•72,94 Gramm Wasser
•5,44 Gramm Ballaststoffe
•7,13 Gramm Protein
•12,72 Gramm Kohlenhydrate (davon sind 5,72 Gramm Zucker)
•0,52 Gramm Fett


**Nennenswerte Mikronährstoffe**
**Vitamine**
•**Vitamin C**: 17,68 mg
•**Vitamin A**: 74 µg
•**Vitamin E**: 280 µg
•**Vitamin B3**: 2331 µg
•**Vitamin B5**: 744 µg
•**Vitamin E**: 280 µg

**Mineralstoffe**
•**Natrium**: 2,00 mg
•**Eisen**: 1,80 mg
•**Zink**: 0,74 mg
•**Magnesium**: 33,00 mg
•**Kalium**: 298,00 mg
•**Kalzium**: 24,00 mg

•**Phosphor**: 106,00 mg

# QUINOA

**Allgemein**

Quinoa ist eine Bezeichnung für eiweißreiche Samen zweier Gänsefußgewächse. Sie gehören in die Familie der Fuchsschwanzgewächse. Quinoa liefert einen moderaten Anteil an Kalorien. Kohlenhydrate sind der vorwiegend in Quinoa vorkommende Makronährstoff. Quinoa liefert weiterhin Eiweiß, Fett und einen guten Anteil an Ballaststoffen.

Auch eine hohe Menge an Vitamin E und Folsäure wird von Quinoa geliefert. Darüber hinaus aber auch hohe Mengen an Phosphor und Kalium, bei gleichzeitig geringen Mengen Natrium. Die weiteren Mineralien sind ebenfalls in Quinoa vertreten.

**Besonderheiten**

Quinoa ist besonders nährstoffreich. Wie auch an Antioxidantien und liefert mehr Mineralstoffe, Eisen, Magnesium und Zink als viele andere Körner. In einer Studie zeigte Quinoa einen höheren Anteil an Antioxidantien im Vergleich zu 10 anderen Cerealien, Pseudogetreide und Hülsenfrüchten. Sie liefern sogar mehr Flavonoide als die schon sehr Flavonoid haltigen Cranberrys.

Kaempferol ist ebenfalls ein Antioxidant und steht in Verbindung chronische Krankheiten wie Krebs zu reduzieren. Squalen, ein Antioxidant und Vorstufe von Steroiden sind ebenfalls in Quinoa enthalten. Quinoa liefert ebenfalls Phytinsäure, die die Absorption von Mineralien wie Eisen oder Zink behindert.

Dies kann aber durch einweichen umgangen werden und Oxalate. Der Gehalt an Antioxidantien verringert sich mit dem Kochen. In einer Tierstudie wurde durch Quinoa alle negativen Effekte einer Diät mit sehr hohem Fruchtzuckeranteil aufgehoben. Quinoa verbesserte den Blutzuckerspiegel, den Cholesterinspiegel und die Triglyceride.

**Makronährstoffe**
Im rohen Zustand, ungekocht 368 Kalorien auf 100 Gramm:
•13,28 Gramm Wasser
•7,00 Gramm Ballaststoffe
•14,12 Gramm Protein
•64,16 Gramm Kohlenhydrate
•6,07 Gramm Fett

**Nennenswerte Mikronährstoffe**
**Vitamine**
•**Vitamin A:** IU: 14 IU
•**Vitamin A:** RAE: 1 µg
•**Vitamin E:** 2,44 mg
•**Vitamin B6**: 0,487 mg
•**Folsäure**: 184 µg

**Mineralstoffe**

•**Zink**: 3,10 mg

# BONUS Lebensmittel die dein Fett Verbrennen (Kurbeln

Wärmeproduktion deines Körpers an). So verbraucht dein Körper indirekt mehr Kalorien.

Außerdem halten dich fett - und eiweißhaltige Lebensmittel länger satt und verführen dich weniger zum Sündigen.

- Lachs
- Knoblauch
- Sardinen
- Hühnereier
- Mandeln
- Pistazien
- Paranüsse
- Haselnüsse
- Kaffee
- Grüner Tee
- Lakritz
- stilles Wasser
- Blaubeeren
- Himbeeren
- Avocado
- Erdbeeren
- Oliven
- Ananas
- Orangen
- Litschi

- Krabben
- Muscheln
- Makrele
- Kabeljau
- Paprika
- Tomaten
- Spinat
- Brombeeren
- Sellerie
- Blumenkohl
- Feldsalat
- Möhren
- Rucola
- Eisbergsalat
- Endivien
- Löwenzahn
- Zimt
- Cayenne Pfeffer
- Ingwer
- Kurkuma
- Chili
- Grapefruit
- Leinsamen
- Naturjoghurt
- Mozzarella
- Hüttenkäse
- Ziegenkäse
- Zucchini
- Quinoa

**bist du zu Leicht? Dann hier die passenden Lebensmittel zum MUSKELAUFBAU**

- Kartoffeln
- Erdnüsse
- Walnüsse
- Cashews
- Macadamia
- Äpfel
- Bananen
- Birnen
- Leber
- Rind
- Schwein
- Wildschwein
- Hirsch
- Bison
- Rosenkohl
- Brokkoli
- Spargel
- Reis
- Haferflocken
- Süßkartoffeln
- Kokosnuss
- Bohnen
- Linsen
- Erbsen

**Ja diese Lebensmittel sind Einfach Gesund**

- Grünkohl
- Spirulina
- Chia Samen
- Dunkle Schokolade
- Schwarzer Tee
- Oolong Tee
- Weißer Tee
- Pu-Erh-Tee
- Zitrone
- Kiwi
- Maulbeeren
- Cranberrys
- Austern
- Zwiebeln
- Sauerkraut
- Rote Beete
- Mangold
- Moringa
- Brennnessel
- Basilikum
- Gewürznelken
- Kreuzkümmel
- Rosmarin
- Oregano
- Thymian
- Salbei
- Pfefferminze
- Kokosnussöl

•Olivenöl

•Leinöl

•Butter

# BONUS ENTZÜNDUNGEN BEKÄMPFEN

**Wo steckt viel davon drin?**

Tipp Antioxidantien*) Vitamin C Ascorbinsäure Obst und Gemüse, vor allem: Paprika, Brokkoli, Rosenkohl, Grünkohl, Fenchel; Sanddorn, Hagebutte, Kiwi, schwarze Johannisbeeren, Zitrusfrüchte

Vitamin C ist wasserlöslich und hitzeempfindlich, Gemüse also nur kurz dämpfen. Vitamin E Tocopherole, Tocotrienole Pflanzenöle, vor allem Weizenkeimöl, auch rotes Palmöl, Olivenöl Vitamin

ES ist recht hitzebeständig, übersteht Großteils das Kochen**). Polyphenole Resveratrol, Flavonoide,

Anthocyane rotes/blaues/violettes Obst und Gemüse wie Äpfel, Beeren, Granatäpfel, Kirschen,

Pflaumen; Oliven(öl), Soja; Getränke wie Grüntee, Kaffee, (dunkler) Kakao, Rotwein;

Viele Gewürze wie Oregano, Zimt Diese Antioxidantien kommen besonders in den Randschichten und Blättern von Pflanzen vor. Carotinoide Lycopin; Beta-Carotin (Lebensmittelfarbstoff E 160)

Tomaten, Papaya, Grapefruit; Möhren, Feldsalat, Grünkohl, Wassermelonen Reife Tomaten enthalten viel Lycopin, Dosentomaten und Tomatenmark noch wesentlich mehr.

Bromelain Ananas Auch gerinnungshemmend. Curcumin (Lebensmittelfarbstoff E 100) Currypulver,

Kurkuma (Gelbwurz) Curcumin ist insbesondere schmerzlindernd bei Arthrose und hemmt Krebs.

Capsaicin Chili- und Paprikaschoten Wirkt schmerzlindernd und durchblutungsfördernd.

Galaktolipide Hagebutte (ganze Frucht als Pulver – nicht im Hagebuttentee) Galaktolipide sind fettlöslich und zerfallen bei Erhitzen über 40 °C. Monoterpene Campher, Iridoide in ätherischen Ölen

bspw. von Kampferbaum, Teufelskrallenwurzel Viele ätherische Öle wirken antibakteriell und antiviral. Omega-3-Fettsäuren ALA DHA, EPA Leinöl, Chia-Öl und Hanföl***), Walnussöl, Rapsöl;

Leinsamen, Walnüsse; fetter Seefisch wie Lachs, Hering, Makrele, Sardelle; Mikro-Algen (Chlorella,

Spirulina) Omega-3-reiche Pflanzenöle niemals erhitzen und rasch verbrauchen! Sulfide Knoblauch und Zwiebeln Wirken auch antibakteriell und gefäßschützend. Mineralstoffe und Spurenelemente

Magnesium, Zink, Eisen, Selen dunkles Kakaopulver, Sojaprodukte, Hülsenfrüchte, Mandeln, Sesam, Vollkorngetreide, Kürbiskerne, Spinat, Beerenobst, Geflügel, Lachs, Leber, dunkelgrünes Blattgemüse Paranüsse sind gute Selenlieferanten – trotzdem keinesfalls mehr als 2 davon pro Tag essen.

# BONUS SAISONG KALENDER MAL ANDERS

# JANUAR

## Welche Lebensmittel solltet ihr diesen Monat nutzen

Champignons

Chinakohl

Grapefruit

Grünkohl

Karotten

Orangen

Petersilienwurzel

Porree

Rettich

Rosenkohl

Rote Bete

Rotkohl

Sellerieknolle

Steckrübe

Spaghettikürbis

Topinambur

Weißkohl

Wirsingkohl

Zitronen

Zwiebeln

# FEBRUAR
## Welche Lebensmittel solltet ihr diesen Monat nutzen

Champignons

Chicorée

Chinakohl

Fenchel

Feldsalat

Grünkohl

Karotten

Orangen

Porree

Rettich

Rosenkohl

Rote Bete

Rotkohl

Schwarzwurzeln

Sellerieknolle

Steckrübe

Weißkohl

Wirsingkohl

Zitronen

Zwiebeln

# MÄRZ

## Welche Lebensmittel solltet ihr diesen Monat nutzen

Bärlauch

Champignons

Chicorée

Chinakohl

Feldsalat

Karotten

Porree

Rettich

Rhabarber

Rote Bete

Rotkohl

Schnittlauch

Sellerieknolle

Spargel

Spitzkohl

Spinat

Steckrüben

Weißkohl

Wirsingkohl

Zwiebeln

# APRIL

## Welche Lebensmittel solltet ihr diesen Monat nutzen

Bärlauch

Champignons

Chicorée

Chinakohl

Endiviensalat

Feldsalat

Karotten

Kohlrabi

Pak Choi

Radieschen

Rettich

Rhabarber

Rote Bete

Sellerieknolle

Spargel

Spinat

Spitzkohl

Weißkohl

Wirsingkohl

Zwiebeln

# MAI

## Welche Lebensmittel solltet ihr diesen Monat nutzen

Artischocken

Blumenkohl

Champignons

Fenchel

Frühlingszwiebeln

Knollensellerie

Kohlrabi

Mangold

Mairüben

Pak Choi

Portulak

Radieschen

Rettich

Rhabarber

Rucola

Salate (Batavia, Eichblatt, Kopfsalat, Lollo Rosso)

Spargel

Spinat

Staudensellerie

Zuckerschoten

# JUNI

## Welche Lebensmittel solltet ihr diesen Monat nutzen

Aubergine

Basilikum

Blaubeeren

Blumenkohl

Brokkoli

Champignons

Erdbeeren

Fenchel

Frühlingszwiebeln

Gurken

Himbeeren

Kirschen

Kohlrabi

Limetten

Mangold

Mairüben

Radieschen

Rettich

Salate (Batavia, Endivien, Kopfsalat, Romana)

Staudensellerie

Zucchini

# JULI

## Welche Lebensmittel solltet ihr diesen Monat nutzen

Aubergine

Blaubeeren

Blumenkohl

Brokkoli

Brombeeren

Champignons

Chinakohl

Erdbeeren

Fenchel

Gurken

Grüne Bohnen

Himbeeren

Kirschen

Kohlrabi

Radicchio

Radieschen

Rettich

Rucola

Salate (Batavia, Endivien, Kopfsalat, Romana)

Staudensellerie

Zucchini

# AUGUST
## Welche Lebensmittel solltet ihr diesen Monat nutzen

Aubergine

Blaubeeren

Blumenkohl

Brokkoli

Brombeeren

Champignons

Chinakohl

Erdbeeren

Fenchel

Gurken

Grüne Bohnen

Himbeeren

Karotten

Kohlrabi

Radicchio

Radieschen

Rettich

Rucola

Salate (Batavia, Endivien, Kopfsalat, Romana)

Staudensellerie

Tomaten

Zucchini

# SEPTEMBER

## Welche Lebensmittel solltet ihr diesen Monat nutzen

Aubergine

Blaubeeren

Blumenkohl

Brokkoli

Brombeeren

Champignons

Chinakohl

Fenchel

Gurken

Grüne Bohnen

Holunderbeeren

Karotten

Kohlrabi

Kürbis

Paprika

Rettich

Romanesco

Rote Bete

Rucola

Salate (Batavia, Endivien, Kopfsalat, Romana)

Steckrüben

Tomaten

Zucchini

# OKTOBER

## Welche Lebensmittel solltet ihr diesen Monat nutzen

Aubergine

Blumenkohl

Brokkoli

Champignons

Chicorée

Chinakohl

Fenchel

Grüne Bohnen

Karotten

Kürbis

Mangold

Paprika

Pfifferlinge

Rettich

Rosenkohl

Rote Bete

Schwarzwurzeln

Salate (Batavia, Endivien, Kopfsalat, Lollo Rosso)

Sellerieknolle

Steckrüben

Tomaten

Zucchini

Zwetschgen

# NOVEMBER

## Welche Lebensmittel solltet ihr diesen Monat nutzen

Champignons

Chicorée

Chinakohl

Endiviensalat

Feldsalat

Fenchel

Grünkohl

Karotten

Kürbis

Maronen

Pak Choi

Porree

Rosenkohl

Rote Bete

Rotkohl

Schwarzwurzeln

Sellerieknolle

Spaghettikürbis

Steckrüben

Weißkohl

Wirsingkohl

Zwiebeln

# DEZEMBER

## Welche Lebensmittel solltet ihr diesen Monat nutzen

Champignons

Chicorée

Feldsalat

Grünkohl

Haselnüsse

Karotten

Kürbis

Porree

Rosenkohl

Rote Bete

Rotkohl

Schwarzwurzeln

Sellerieknolle

Spitzkohl

Steckrüben

Walnüsse

Weißkohl

Wirsingkohl

Zitrusfrüchte

Zwiebeln

Ich hoffe das. Ihnen hat der Ratgeber gefallen, und sie viel
Entdecken konnten.

Beste Grüße Peter Otto